GÜNTHER H. HEEPEN

HORMONE *natürlich* REGULIEREN

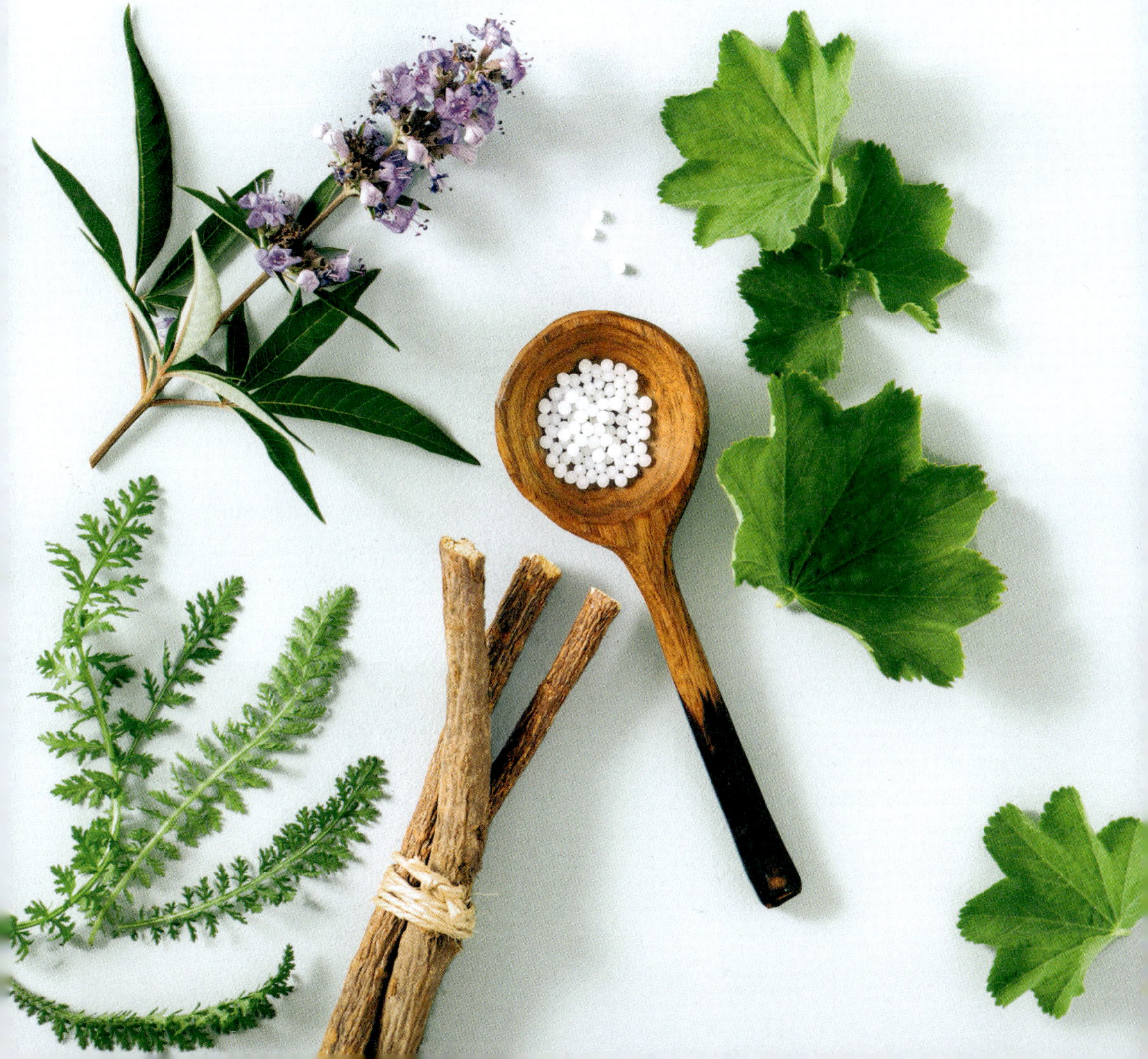

THEORIE

Spielen die Hormone verrückt? 5

CHAOS IM HORMONSYSTEM 7

Wenn der Hormonhaushalt aus dem Takt gerät 8

Keine Beschwerde ohne Ursache 9

Die Rolle der Hormone im Körper 10

Gestörte Hormonbalance – neue Erkenntnisse 12

Wie werden Hormonstörungen festgestellt? 17

Hormone auf natürliche Weise regulieren 20

Hormone – lebenswichtige Botenstoffe 22

Cholesterine 23

Cortisol 24

DHEA 26

Estradiol 27

Estriol 29

Melatonin 31

Pregnenolon 32

Progesteron 34

Schilddrüsenhormone 37

Testosteron 40

PRAXIS

BEHANDLUNG MIT NATÜRLICHEN HORMONEN 43

Mit Homöopathie gegen hormonelle Beschwerden 44

Homöopathische Zubereitungen von Dr. Riedweg 45

Meine homöopathischen Zubereitungen 46

Bioidentische Hormone 47

Meine Therapieschemata 50

Die Therapie unterstützen 52

Was vor der Behandlung wichtig ist 56

Pflanzen, die den Hormonhaushalt stimulieren 58

Cortisol-wirksame Pflanzen 59

Estradiol-wirksame Pflanzen 61

Estriol-wirksame Pflanzen 64

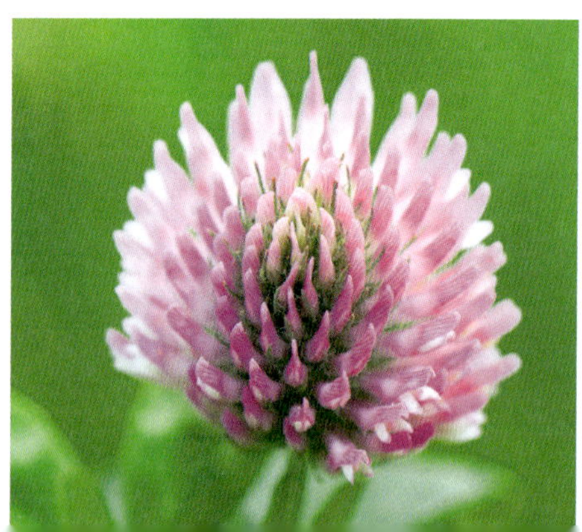

Progesteron-wirksame Pflanzen 64
Gewächse, die die Schilddrüse anregen 67
Heilpflanzen mit Testosteronwirkung 69

Reflexzonentherapie – Hilfe für die Hormondrüsen 74

HORMONELL BEDINGTE BESCHWERDEN VON A–Z 87

Körperliche Beschwerden behandeln 88
Abwehrschwäche 89
Allergien 90
Appetitstörungen 91
Asthma, Atemnot 92
Augenbeschwerden 93
Bindegewebsschwäche 93
Blasenentzündungen 94
Brustbeschwerden 95
Diabetes mellitus 97
Gebärmutterbeschwerden 98
Gelenkbeschwerden 100
Haar- und Nagelprobleme 101
Hautbeschwerden 103
Herz-Kreislauf-Beschwerden 105
Knochenbeschwerden 107
Kryptopyrrolurie (KPU) 109
Magen-Darm-Beschwerden 110
Migräne 114
Nasennebenhöhlenbeschwerden 115
Neuromuskuläre Störungen 116
Ohrenbeschwerden 117
Prostatavergrößerung, gutartige 118
Schilddrüsenprobleme 119
Schwangerschaftskomplikationen 121
Übergewicht, Fettleibigkeit 124
Wachstumsprobleme 125
Wechseljahresbeschwerden 127

Seelische und geistige Probleme behandeln 128
Angst, Panikattacken 128
Ärger, Aggressivität 129
Bettnässen 130
Burn-out-Syndrom, Stress 130
Depressionen 132
Hyperaktivität, Aufmerksamkeitsstörung 133
Konzentrationsstörungen 133
Müdigkeit, Erschöpfung 134
Schlafstörungen 136
Sexuelle Probleme 137

SERVICE

Bücher und Adressen 138
Sachregister 140
Impressum 143

Ich möchte Ihnen bisher einzigartige natürliche Möglichkeiten aufzeigen, die Sie aus dem hormonellen Chaos zu einem gesunden Leben führen.

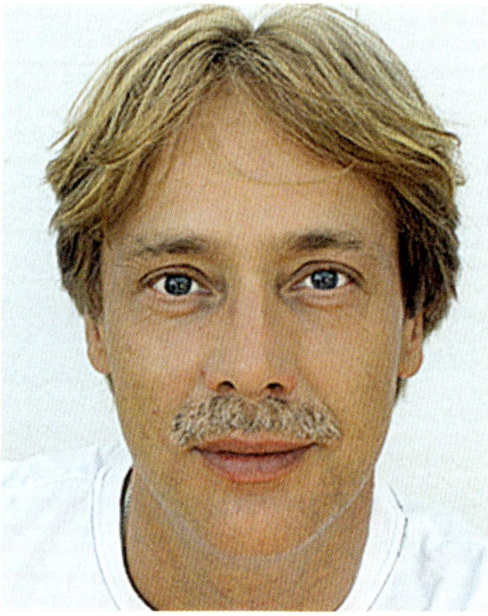

Günther H. Heepen
ist Heilpraktiker und Psychotherapeut (HpG). Über 15 Jahre führte er seine Praxis in Tuttlingen, seit 2008 praktiziert er in Bamberg. Er ist Autor von 19 erfolgreichen Büchern, die im GRÄFE UND UNZER VERLAG erschienen sind – die meisten zur Schüßler-Salz-Therapie. Seit Anfang der 1990er-Jahre liegt einer seiner Schwerpunkte auf der natürlichen Hormontherapie.
Günther H. Heepen ist seit 1997 leitender Redakteur der biochemischen Zeitschrift »Weg zur Gesundheit«.

SPIELEN DIE HORMONE VERRÜCKT?

Übergewicht, Kopfschmerzen, Schlafstörungen, Müdigkeit, Bluthochdruck und Depressionen haben vielfältige Ursachen – oft allerdings die gleiche: Die Hormone sind nicht im Gleichgewicht. »Können Hormone tatsächlich Bluthochdruck verursachen?«, fragen mich Patienten oft ungläubig. Wenn sie dann eine Speichelanalyse durchführen, erkennen sie Ursachen für ihre Beschwerden, an die weder sie noch ihre Behandler gedacht haben. Viele von ihnen gehen seit vielen Jahren von Arzt zu Arzt und von Heilpraktiker zu Heilpraktiker, ohne wirklich ursächliche Hilfe zu erfahren. Meine Therapie legt den Schwerpunkt auf Regulation statt auf Hormonsubstitution, sie verändert nach und nach das subjektive und objektive Befinden meiner Patienten. Das bestätigt dann regelmäßig auch die Kontrolle des Hormonstatus nach einigen Monaten.
Profitieren Sie von meiner über 20-jährigen Erfahrung, und lernen Sie Maßnahmen kennen, um Ihre Hormone wieder in die Balance zu bekommen! Lernen Sie das Leben neu und gesund zu genießen! Egal, um welche der über 50 aufgelisteten Beschwerden es sich handelt – meine Kombination aus bioidentischen Hormonen, Homöopathie, Reflexzonentherapie und Vitalstoffen kann auch Ihnen helfen.
Dazu empfehle ich Ihnen noch verschiedene Präparate und Produkte, mit denen ich in meiner Praxis gute Erfahrungen gemacht habe. Ich möchte betonen, dass weder der Verlag noch ich von deren Verkauf profitieren.

Entdecken Sie die Kraft der natürlichen Hormonregulierung!

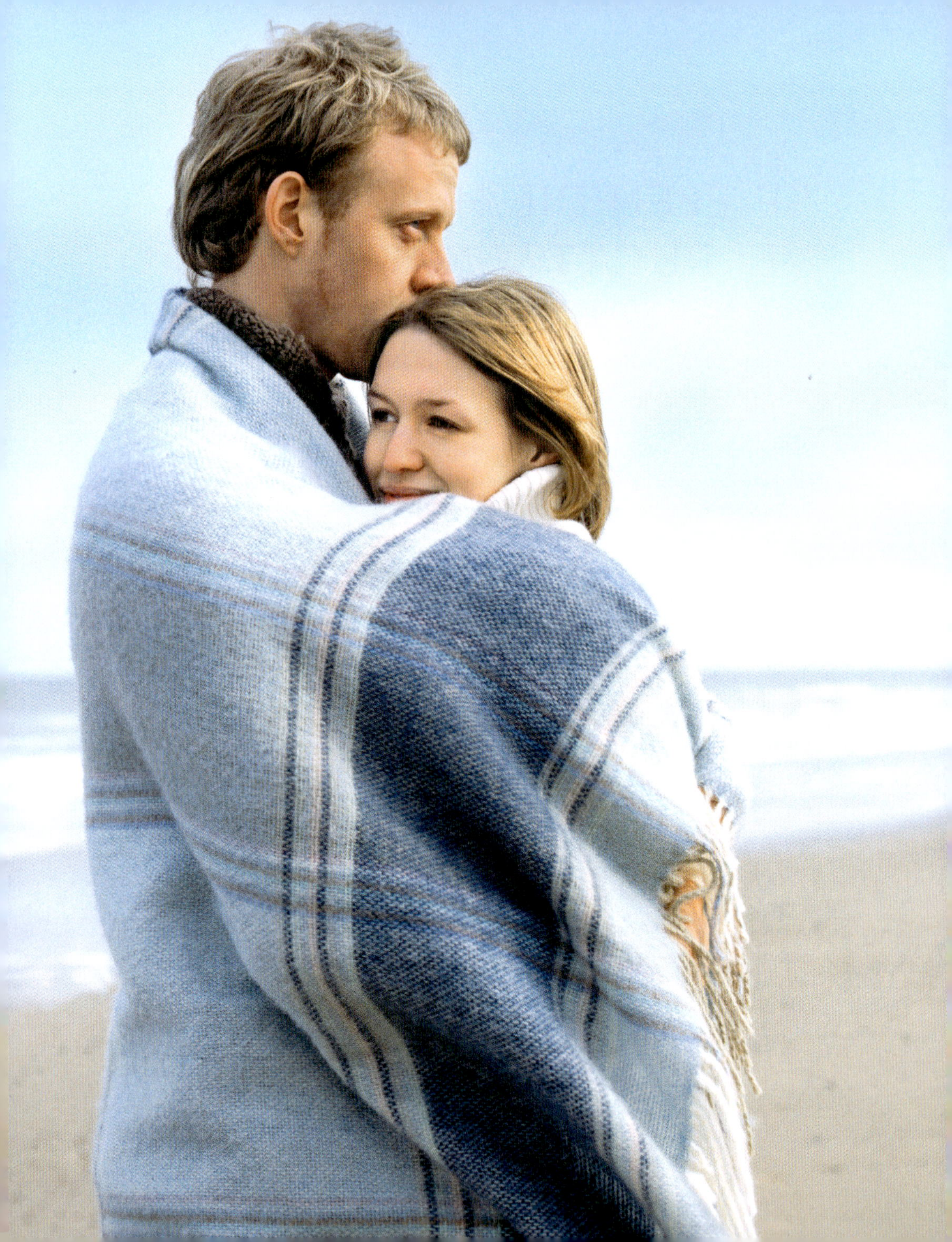

CHAOS IM HORMONSYSTEM

Störungen im Hormonsystem haben weitreichende Folgen für fast alle Organe. Viele Beschwerden entstehen, wenn die Hormone nicht richtig funktionieren. Meine natürliche Hormontherapie hilft Ihnen, Ihr Hormonsystem wieder ins Lot zu bringen.

WENN DER HORMONHAUSHALT AUS DEM TAKT GERÄT
8

HORMONE – LEBENSWICHTIGE BOTENSTOFFE
22

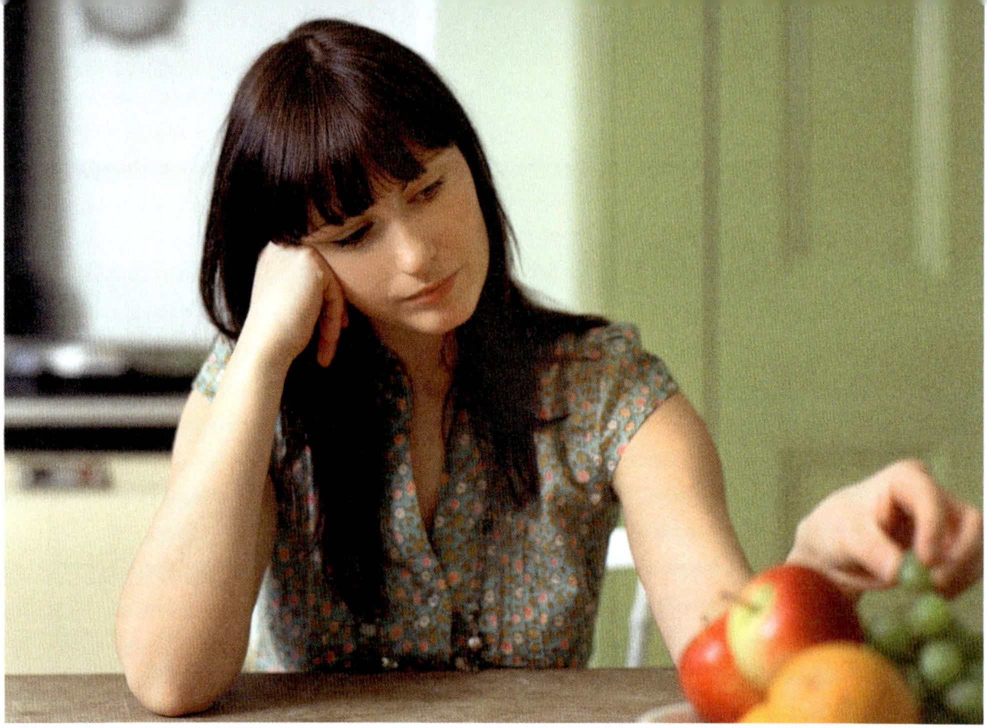

WENN DER HORMONHAUSHALT AUS DEM TAKT GERÄT

Beschwerden haben viele Ursachen. Ein paar Beispiele: Steigt der Blutdruck an, können Angst, Aufregung oder Stress Auslöser sein. Plagen uns Kopfschmerzen oder Muskelverspannungen, denken wir vielleicht an unsere Wirbelsäule als Ursache. Und treten nach einem üppigen Mittagessen Magenschmerzen und Darmprobleme auf, geht uns der Gedanke durch den Kopf, dass irgendetwas mit dem Essen nicht ganz in Ordnung war. Doch alle aufgeführten Beschwerden können auch hormonell bedingt sein. So kann auch ein Estriolmangel zu Darmträgheit mit Verstopfung führen. Und wenn der Schlaf gestört ist oder die »innere Ruhe« fehlt, kann das auf einen Mangel an Progesteron hinweisen. Sie sehen daran, wie wichtig ein funktionierender Hormonhaushalt ist.

KEINE BESCHWERDE OHNE URSACHE

Nicht alles, was uns tagtäglich oder mehrmals monatlich oder jährlich plagt, muss hormonell bedingt sein. Aber an den folgenden Fallbeispielen aus meiner Praxis ersehen Sie, dass vieles hormonbedingt sein könnte (siehe dazu auch die Beschwerden ab **Seite 89**). Leider wird in der Schulmedizin bei chronischen Beschwerden viel zu selten an hormonelle Einflüsse gedacht. Stattdessen werden die Symptome kuriert, und zunächst geht es uns tatsächlich besser. Wird die Ursache aber nicht behandelt, werden die Beschwerden immer wiederkehren.

Fallbeispiele aus meiner Praxis

Hormone können uns im wahrsten Wortsinn plagen, das erlebe ich täglich in der Praxis. Wie oft sagen mir Patientinnen und Patienten, bei ihnen sei diagnostisch und therapeutisch alles gemacht worden, doch obwohl es keinen Befund gibt, haben sie immer noch Beschwerden. »Beschwerden ohne medizinischen Grund« heißt dann oft die Erklärung. Dies ist eine für mich sehr unbefriedigende Antwort, denn es gibt immer einen Grund dafür, wenn im Körper etwas nicht stimmt. Dies möchte ich Ihnen an den folgenden Fallbeispielen aufzeigen.

SEELISCH UND KÖRPERLICH AM ENDE

Als Gabriele S. im Herbst 2010 zu mir in die Praxis kam, klagte sie: »Ich fühle mich nicht nur wie ein Wrack, ich bin es.« Seit über zehn Jahren leide sie an Beschwerden wie Bluthochdruck, Müdigkeit, Verstopfung, Magenschleimhautentzündung, Haarausfall, Übergewicht, Schlafstörungen, Diabetes, Migräne und Depressionen. »Ich habe eine lange Odyssee von Arzt- und Heilpraktikerbesuchen hinter mir – helfen konnte mir niemand.« Dabei war sie allen Verfahren und Untersuchungen gegenüber aufgeschlossen, wie Akupunktur, Magnetfeldtherapie, Nahrungsergänzungen, Bioresonanztherapie, Hypnose, Homöopathie, Aromatherapie, Darmsanierung und Yoga. Doch nichts wollte bei ihr anschlagen. Dazu kamen die vielen von Ärzten verordneten Medikamente – von denen sie einige stark belasteten durch ihre Nebenwirkungen. Um den energetischen Zustand zu erfassen, untersuchte ich Gabriele S. mit dem Oberon-Gerät (**siehe Seite 19**). Auffallend waren nicht nur die generell niedrigen Energiewerte, sondern vor allem die Schwächen an den Akupunkturpunkten, die den Hormonen zugeordnet werden: Nebennieren, Schilddrüse, Eierstöcke und Hypophyse. Ich veranlasste eine Hormonbestimmung im Speichel – mit erschreckendem Resultat: Alle wichtigen Hormone waren stark vermindert! Dank der natürlichen Hormontherapie geht es Gabriele S. heute wieder gut.

SEIT JAHREN HEFTIGER HAARAUSFALL

Eine andere Geschichte ist die der 26-jährigen Nadine B. Trotz ihres jungen Alters leidet sie an teils heftigen Beschwerden, die ihre Lebensqualität dezimieren: Haarausfall, Akne, Schilddrüsenunterfunktion und Depressionen. Primär kam sie wegen des Haarausfalls in die Praxis. Nach dem Waschen lägen bis zu 200 Haare im Becken, was sie sehr belaste. Da ich sofort an eine hormonelle Störung dachte, veranlasste ich eine Speicheluntersuchung. Das Ergebnis war auch bei dieser Patientin beunruhigend: Die Geschlechtshormone Estradiol, Estriol, Testosteron und Progesteron lagen im Speichelbefund weit unter der Norm. Da die Patientin seit zehn Jahren die »Pille« nimmt, war die massive Schilddrüsenstörung eine Folge des gestörten Gleichgewichts der Geschlechtshormone. Um den Körper einigermaßen auf Trab zu halten, nahm sie täglich 150 µg Thyroxin ein. Das hat ihren Zustand nicht verbessert. Im Gespräch erklärte ich ihr die Zusammenhänge mit der Schilddrüse und ihren Problemen und machte ihr klar, dass es wichtig sei, die »Pille« abzusetzen und mit anderen Methoden zu verhüten. Die Argumente leuchteten ihr zwar ein, aber sie sagte, sie könne es ihrem Partner nicht antun, die »Pille« abzusetzen. Sie werde sich wieder melden, wenn sie so weit sei. Das ist jetzt einige Jahre her …

DIE ROLLE DER HORMONE IM KÖRPER

Aus den Fallbeispielen auf **Seite 9 und 10** konnten Sie ersehen, welch wichtigen Stellenwert Hormone haben. Doch was sind eigentlich Hormone?

Das Wort »Hormon« stammt aus dem Griechischen, »hormao« bedeutet »antreiben«. Und genau das tun Hormone. Sie schieben die verschiedensten Prozesse im Körper an. Dabei arbeiten sie nach dem Schlüssel-Schloss-Prinzip. Jedes Hormon ist ein spezieller Schlüssel, der nur in ein für ihn bestimmtes Schloss auf oder in einer Zelle passt und dort dann seine Aufgabe erledigt.

Je nachdem, aus welchen chemischen Bausteinen die Hormone zusammengesetzt sind, unterscheidet man

- sogenannte Proteo- und Peptidhormone: die Hormone der Hypophyse (zum Beispiel TSH), des Hypothalamus, der Bauchspeicheldrüse, des Nebennierenmarks (zum Beispiel Adrenalin) und der Schilddrüse (zum Beispiel Thyroxin)
- Steroidhormone: die Geschlechtshormone Östrogen, Testosteron und Progesteron und Hormone der Nebennierenrinde wie Cortisol und DHEA

Das endokrine System

Diese lebenswichtigen Hormone werden überwiegend von Hormondrüsen, zum Teil auch in speziellen Geweben produziert. Da Hormone nach innen in das Blut abgegeben werden, nennt man sie endokrin (von griechisch »endo« = nach innen und *»krinein«* = absondern); das hormonelle System ist das Endokrinium oder endokrine System.

HORMONSYSTEM VON MANN UND FRAU

Die Illustration zeigt Ihnen die Lage der wichtigsten Hormondrüsen von Mann und Frau im Körper.

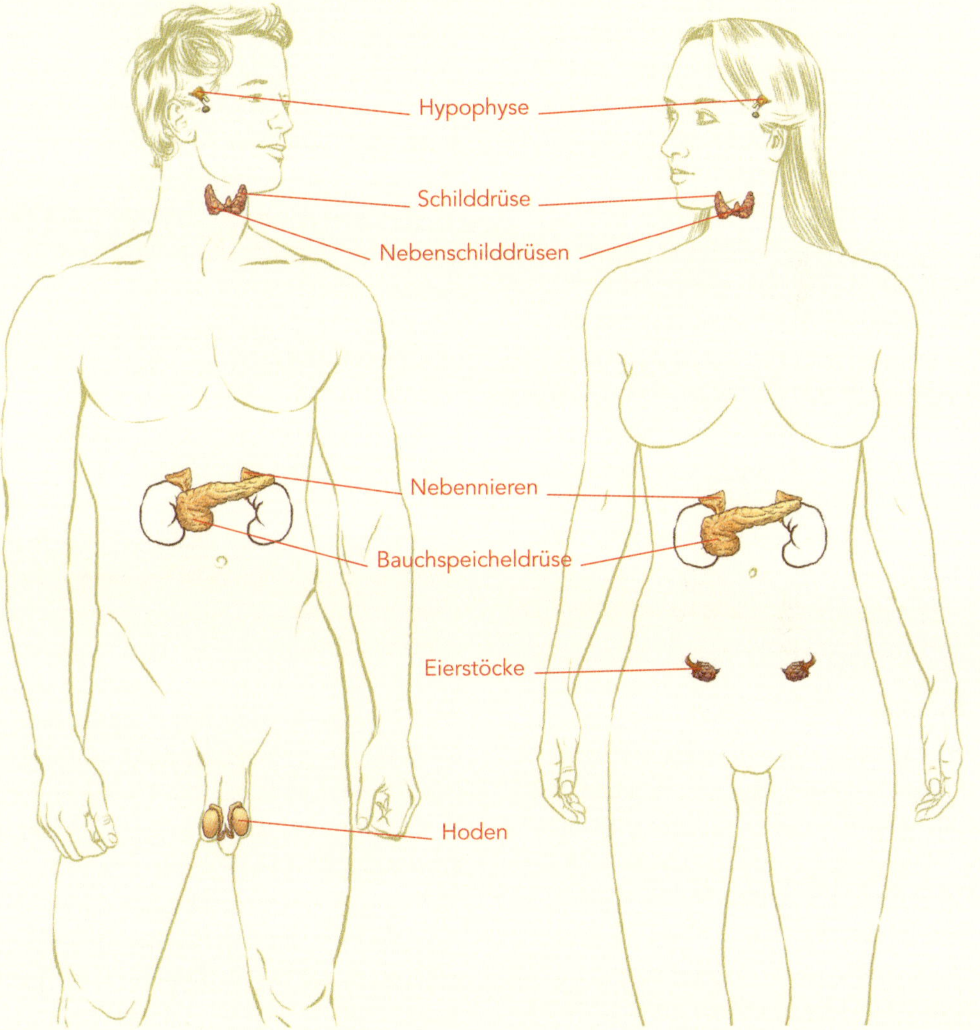

GESTÖRTE HORMONBALANCE – NEUE ERKENNTNISSE

Das Endokrinium ist ein komplexes System. Da ist es nicht verwunderlich, wenn es im Lauf eines Lebens auch einmal zu Störungen des hormonellen Gleichgewichts kommen kann, die sowohl auf einen Hormonmangel als auch -überschuss zurückgehen können. Die Erkenntnis, dass eine gestörte Hormonbalance auch Krankheiten wie Haarausfall, Depressionen, Übergewicht, Müdigkeit, Verstopfung und Migräne auslösen kann, ist noch relativ neu. Die ersten Ärzte, die Anfang der 1980er-Jahre über dieses Thema forschten, waren die Amerikaner Dr. Jonathan V. Wright (seit 1973 Gründer und ärztlicher Direktor der Tahoma-Klinik in Tukwila, Washington) und sein Kollege Dr. Lane Lenard (Psychopharmakologe und Medizinjournalist). Später trugen die amerikanischen Ärzte Dr. John R. Lee und Dr. Michael Platt sowie die Ingenieurin für Bio-Medizin, Dr. Beth Rosenshein, wesentlich dazu bei, diese Erkenntnisse publik zu machen.

Synthetische Hormone …

Immer noch werden Hormone viel zu selten für Beschwerden in Betracht gezogen. Und falls doch, dann erfolgt die Behandlung mit synthetischen Hormonen, das heißt mit Hormonen, die eine andere Struktur als die körpereigenen, aber eine ähnliche Funktion wie diese haben. Sie stören das natürliche Gleichgewicht im Körper, verbessern aber die Beschwerden nicht. Dr. Lee und Dr. Platt erforschten die Gründe dafür. Sie kamen zu dem Ergebnis, dass die synthetischen Hormone die gleichen Rezeptoren im Körper besetzen wie die körpereigenen Hormone. Dadurch können sie Symptome reduzieren, doch die Produktion der körpereigenen Hormone geht zurück, weil diese nicht mehr an den Rezeptoren andocken können und so weiterhin im Blut schwimmen. Über einen Rückkopplungsmechanismus wird der Steuerungszentrale im Gehirn signalisiert: Alle Rezeptoren sind besetzt, bitte die weitere Bildung von Hormonen drosseln.

… UND DIE FOLGEN

Das bedeutet also, dass die synthetischen Hormone nach und nach zum Produktionsstopp körpereigener Hormone und zu einem gestörten hormonellen Gleichgewicht führen. Am häufigsten werden synthetische Hormone über die »Pille« eingenommen. Sie enthält aber neben Östrogen auch ein synthetisches Gestagen (Progestin). Dadurch wird die körpereigene Produktion von Progesteron unterdrückt, was zu weiteren Beschwerden führt. Durch den Produktionsstopp kann auch die Schilddrüse in Mitleidenschaft gezogen werden. Sie reagiert sensibel auf alle Hormonschwankungen, sowohl auf zu viele als auch zu wenige Hormone (wie Estradiol, Progesteron). Alle Hormone beeinflussen sich gegenseitig. Produziert die Schilddrüse zu wenig eigene Hormone, wird zum Beispiel weniger

Cortisol ausgeschüttet, das wiederum reduziert die Aktivität der anderen Hormondrüsen. Außerdem können die synthetischen Hormone nicht abgebaut werden. Anders ist es bei pflanzlichen Hormonen (Phytohormone), etwa im Rotklee. Arbeitet die Leber einwandfrei, kann sie Phytohormone in bioidentische Hormone umbauen.

BIOIDENTISCHE HORMONE

Dr. Lee und Dr. Platt entwickelten statt der synthetischen Hormone sogenannte bioidentische Hormone, die körpereigenen Hormonen gleichen und wie sie verstoffwechselt werden (**siehe Info rechts**). Mit deren Hilfe konnten sie die hormonelle Ordnung im Körper wiederherstellen.

In Deutschland setzte sich die Sozialpädagogin Elisabeth Buchner (Erlangen) für die Verbreitung der Erkenntnisse von Dr. Lee ein. Sie hatte selbst einen jahrelangen Leidensweg hinter sich, bis sie auf die Methode von Dr. Lee stieß. Seitdem verfasste sie Bücher darüber (**siehe Seite 138**) und gründete Selbsthilfegruppen für Betroffene.

Östrogendominanz

Dieser Begriff geht auf Dr. Lee zurück. Die meisten synthetisch hergestellten Hormone werden als Empfängnisverhütungsmittel oder gegen Wechseljahresbeschwerden eingesetzt, nehmen also die Stelle der natürlichen Östrogene und des Progesterons ein. Nimmt eine Frau zum Beispiel die »Pille«, führt sie ihrem Körper synthetisches Östrogen (Ersatzstoffe) und synthetisches Progesteron zu, zusätzlich zu den vorhandenen körpereigenen Hormonen. Dadurch wird das Verhältnis der Östrogene zu den anderen Hormonen verschoben, sodass zu viele Östrogene vorhanden sind, sie dominieren. Es bedeutet aber nicht, dass zu viel Östrogen gebildet wird.

Die Östrogendominanz bei Männern ist einerseits die Folge der ab dem 50. Lebensjahr auftretenden Verringerung von Progesteron, andererseits der Mehrproduktion von Östrogen ab 50. Außerdem kommt es bei allen Menschen zur Östrogendominanz durch die Aufnahme von Xeno-Hormonen in Weichmachern (**siehe Seite 17**).

Folgen der Östrogendominanz: Bei der Frau kann sie zu Brustspannen, Hitzewallungen, Ödemen, Libidoverlust, Myomen, Krebserkrankungen, Menstruationsstörungen, Zysten in Eierstöcken oder Brüsten, Haarausfall und Fetteinlagerungen an Hüften, Gesäß und Bauch führen. Bei Männern und Frauen kön-

BIOIDENTISCHE HORMONE

Dies sind Hormone, die in Struktur und Wirkung identisch mit körpereigenen Hormonen sind. Ausgangsstoff dafür sind meist die Yamswurzel (**siehe Seite 66**) und Sojabohnen. Sie enthalten Diosgenin, eine Vorstufe von Progesteron, woraus sich alle anderen Hormone bilden lassen.

nen Schlafstörungen, Depressionen, Unruhe, Ängste, Schilddrüsenerkrankungen, Venenprobleme, Abwehrschwäche und Bluthochdruck entstehen, das Risiko für Herzinfarkt und Schlaganfall steigt.

Ursachen für hormonelle Störungen

Die Ursachen für Störungen im Hormonhaushalt sind sehr vielfältig und hängen meistens mit einem Ungleichgewicht der Hormone, oft einem Progesteronmangel durch Überschüsse von Estradiol, zusammen.

Solche Veränderungen und hormonellen Schwankungen treten in der Pubertät und in den Wechseljahren von Frau und Mann auf. Es können auch Einflüsse von außen sein, weshalb es zu hormonellen Störungen wie Östrogendominanz kommt.

- An erster Stelle steht die Antibabypille. Sie enthält künstliches/synthetisches Östrogen und Progesteron (Progestin). Diese Hormonersatzstoffe besetzen die natürlichen Rezeptoren, außerdem haben sie verschiedene Nebenwirkungen!

WAS HORMONE BEWIRKEN KÖNNEN AM BEISPIEL DES AXOLOTLS

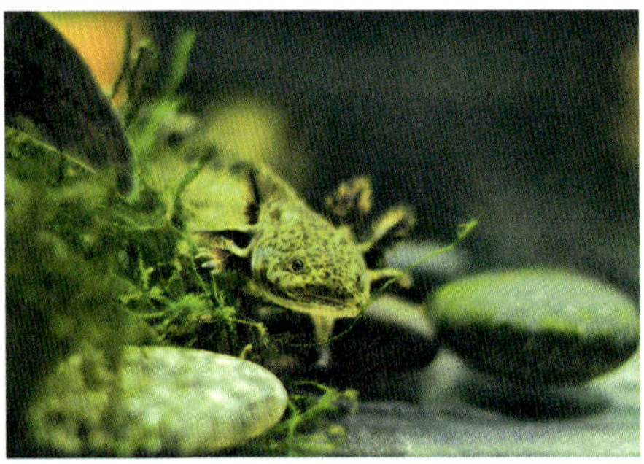

Sie werden sich vielleicht fragen, weshalb Hormone plötzlich einen derartig hohen Stellenwert einnehmen und ob es früher keine hormonbedingten Beschwerden gab.
Die Antwort auf die erste Frage ist zugleich auch die Antwort auf die zweite Frage. Vor drei Jahrzehnten gab es keine entsprechend hohe hormonelle Belastung, wie dies heute der Fall ist. Dabei ist in der Medizin schon seit den 1960er-Jahren bekannt, welche enormen Auswirkungen Hormone auf das Leben von Mensch und Tier haben. Der wohl bedeutendste Hormonversuch fand mit dem in Mexiko vorkommenden Axolotl statt. Dieser Molch verbringt sein ganzes Leben als Larve mit äußeren Kiemen und pflanzt sich auch in der Larvenform fort. Diese Erscheinung wird in der Zoologie Neotenie genannt. Sie basiert auf einer Schilddrüsenunterfunktion. Damals wurden diesen Molchen Schilddrüsenhormone verabreicht, woraufhin sie das Larvenstadium verließen. Das heißt, sie bekamen Beine und Füße, die Kiemen bildeten sich zurück.
Ihre ungeheure Kraft zeigen Hormone auch, wenn männliche (Androgene) bzw. weibliche Hormone (Östrogene) beim Embryo im Mutterleib eine Geschlechtsumstimmung bewirken können, sobald sie vorherrschen.

- Zudem wird ein großer Teil der über die »Pille« aufgenommenen Hormon-Ersatzstoffe (Derivate) kaum verändert wieder ausgeschieden und landet dann im Grundwasser. Über das Trinkwasser nehmen wir also auch künstliche Hormone auf.
- Auch zahlreiche andere Medikamente, wie beispielsweise Antibiotika, Cortison, Insulin und Psychopharmaka, Hormonspiralen, Magenpräparate, Betablocker, Blutdruckmittel und Cholesterinsenker, aber auch Umwelttoxine können – vor allem bei unangemessener Dosierung – den Hormonhaushalt stören.
- Hormone, die in der konventionellen Tierhaltung und Tiermast eingesetzt werden, nehmen wir über die Nahrung auf. Selbst wenn wir nur artgerecht gehaltene Tiere und Wildtiere, also Bio-Fleisch aus ökologischer Erzeugung, essen, können wir die Östrogenaufnahme nicht vermeiden, denn die Östrogene gelangen über das Grundwasser auch in diese Tiere.
- Ferner kann ein Ungleichgewicht an Mineralstoffen den Hormonhaushalt durcheinanderbringen. Ist zu viel Kupfer und zu wenig Zink im Körper vorhanden, ist das Östrogen oft erhöht. Fehlen Natrium und Kalium, sind die Nebennieren erschöpft. Arbeitet die Schilddrüse nur eingeschränkt, kann das mit zu viel Kalzium im Körper zusammenhängen. Diese Erkenntnisse haben wir dem amerikanischen Arzt Dr. D. L. Watts zu verdanken.

STRESS – BELASTUNG FÜR DIE NEBENNIEREN

Eine wesentliche Ursache für hormonelle Störungen ist Stress – egal, ob in der Arbeit, während der Freizeit, daheim mit Kindern und Familie oder als emotionaler Stress.
Ich erinnere mich an einen Patienten, der häufig graugelbe Schatten unterhalb der Jochbeine hatte. Da ich mich seit Langem mit der Antlitzdiagnose beschäftige, wusste ich, dass dies auf eine geschwächte Nierenregion hinweist. Diesbezüglich hatte er aber nie Beschwerden. Allerdings hatte dieser Patient fürchterlichen Stress. Das belastet die Nebennieren enorm, weil sie ständig Adrenalin, Noradrenalin, Dopamin, Cortisol und DHEA bilden müssen (**siehe Seite 112**). In der Folge wurden sie immer schwächer. Mit zunehmendem Alter reagierte sein Körper sensibler auf den Stress. Das Gesicht wirkte angespannt, nur im Urlaub schien für wenige Wochen alles von ihm abzufallen. Als ich die Hormone des Patienten im Speichel bestimmen ließ, wunderte ich mich nicht, dass Testosteron stark erhöht war und dass Cortisol und DHEA als Folge der permanenten Nebennierenbelastung vermindert waren.

WEITERE AUSLÖSER FÜR HORMONSTÖRUNGEN

Die Kryptopyrrolurie (**siehe Seite 109**) und die Verabreichung von Insulin wirken sich ebenfalls störend auf die körpereigene Hormonproduktion aus. Auch Leistungssport **(siehe**

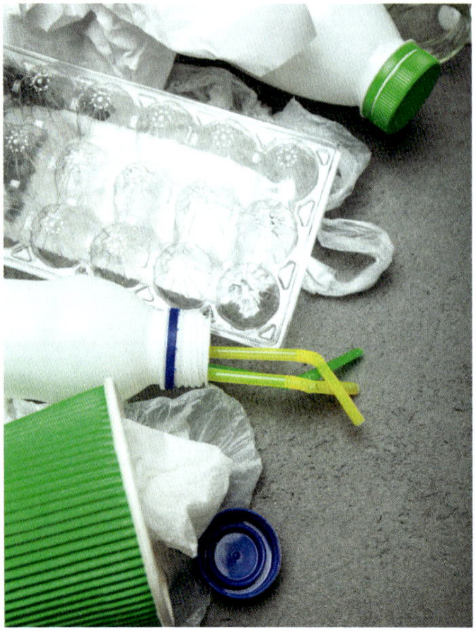

Weichmacher in Kunststoffen können über Lebensmittel in unseren Körper gelangen.

Seite 95) bedingt den Verlust des natürlichen Hormonrhythmus, weil dadurch (bei Männern und Frauen) vor allem Testosteron ausgeschüttet wird. Wenn man zu wenig isst, bekommt der Körper zu wenig Nährstoffe, vor allem Proteine – als Folge davon kann er auch nur wenige Hormone synthetisieren. Dies gilt vorwiegend für sehr schlanke Menschen. Auch Drogensucht, Schichtarbeit, Sterilisation und Bewegungsmangel sowie bei Frauen die Entfernung der Gebärmutter und häufige Schwangerschaften führen zu Hormonstörungen. Dr. Riedweg (**siehe Seite 20**) vertrat die Ansicht, dass die Psyche auf die Hypophyse wirkt und dadurch hormonbedingte Erkrankungen entstehen.

Kunststoffe – Störenfriede im Hormonhaushalt

Ja, Sie haben richtig gelesen: Kunststoffe können zu hormonellen Störungen führen. In den 1930er-Jahren wurde nach hormonwirksamen Ersatzstoffen gesucht für Verhütungsmittel. Ein Stoff, den die englischen Biochemiker Edward Charles Dodd und Wilfried Lawson Ende der 1930er-Jahre entdeckten, war Bisphenol A. Er hatte nur eine schwache Östrogenwirkung, weshalb er für die Weiterentwicklung der »Pille« uninteressant war. Allerdings kam Bisphenol A zu späten Ehren als Ausgangssubstanz für Kunststoffe, etwa von Polyestern, Polycarbonaten oder Epoxidharzen. Der Stoff gelangt aus dem Kunststoff in die Nahrung und in unseren Körper. Dort verhält er sich wie ein Östrogen und führt zur Östrogendominanz.

Tierversuche zeigten, dass durch Bisphenol A die Spermienproduktion zurückging, bei weiblichen Tieren setzte die Geschlechtsreife früher ein. Später traten Gewichtszunahme und Insulinresistenz auf. Beim Menschen besteht die Gefahr, dass durch das Bisphenol A Diabetes ausgelöst wird – manche Forscher erklären die Zunahme von Zuckerkrankheit und Fettleibigkeit mit den Weichmachern in Kunststoffen. Aber nicht nur die Geschlechtshormone werden dadurch irritiert, sondern auch die Schilddrüse! Nach einem TV-Beitrag in 3sat vom 14. Februar 2013 wird die Belastung mit Bisphenol A inzwischen auch mit Hyperaktivität und psychischen Beschwerden in Zusammenhang gebracht.

HEIKLES THEMA: XENO-HORMONE

Wie Bisphenol A wirken weitere Kunststoffe ähnlich störend auf unser Hormonsystem. Sie werden als Fremd- oder Xeno-Hormone (von griechisch »xeno« für »fremd, andersartig«) bezeichnet. Xeno-Hormone kommen aber nicht nur in Kunststoffen vor. Sie sind ebenso in Pestiziden, Lösungsmitteln, Deos, Seifen, Haarfärbungsmitteln, Weichspülern, Leder, Haushaltsreinigern, Teppichen, Farben (durch Aushärten der Farbe werden die Weichmacher freigesetzt), Haarspray, Nagellack und -entferner oder Desinfektionsmitteln enthalten. Nicht zu vergessen die Hormone in Kosmetika (etwa Östrogene in Salben). Eine Untersuchung von Alligatoren, in deren See durch einen Chemieunfall sehr viel DDE (Abbauprodukt von DDT, Insektenvernichtungsmittel) gelangt war, erbrachte verkümmerte Penisse und Hoden bei den Männchen.

WIE WERDEN HORMON-STÖRUNGEN FESTGESTELLT?

Ist der Arzt oder Heilpraktiker zur Ansicht gekommen, dass die Ursache der vorliegenden Beschwerden eines Patienten eine Hormonstörung sein könnte, gibt es verschiedene Methoden, einen Hormonstatus (Hormonzustand) durchzuführen: Man kann den Speichel oder das Blut untersuchen.

Bluttest kontra Speicheltest

Untersuchungen haben gezeigt, dass die Bestimmung der Steroidhormone **(siehe Sei-**

DIE GESUNDE TRINKFLASCHE – OHNE ZUSATZ VON WEICHMACHERN

Alle Kunststoffe, die künstliche Weichmacher wie zum Beispiel Bisphenol A **(siehe Seite 16)** enthalten, üben eine erschreckende Wirkung auf unseren Körper aus. Besonders besorgniserregend ist dies, wenn man bedenkt, wie viele Lebensmittel wir aus Kunststoffbehältern zu uns nehmen: Milch, Säfte, Joghurt, Quark, Sahne, Salate und viele andere. Werden solche Plastikgefäße Wärme ausgesetzt (zum Beispiel Sonneneinstrahlung), werden die Weichmacher freigesetzt – und wir trinken oder essen sie mit dem Inhalt. Im Körper verhalten sie sich genauso wie Hormone. Einen wichtigen Beitrag zu Ihrem Schutz und dem Ihrer Kinder und Familie können Sie leisten, indem Sie zu alternativen Flaschen greifen. Es gibt sie erst seit einigen Jahren auf dem Markt. Sie bestehen ebenfalls aus Kunststoff, werden aber nach einem neuartigen patentierten Verfahren ohne Zusatz von Weichmachern hergestellt. Bezugsquellen für ISYbe, »die gesunde Trinkflasche«, finden Sie auf **Seite 139.**

te 10) im Blut keine hohe Aussagekraft besitzt. Der deutsche Arzt und Endokrinologe Dr. Ziemann ist sogar der Ansicht (Vortrag beim Hormonforum in Erlangen im Jahr 2009), dass das Erraten der Hormone eine deutlich höhere Aussagekraft besitzt als die Blutuntersuchung. Das hängt damit zusammen, dass im Blut sowohl die ungebundenen, das heißt tatsächlich wirksamen Hormone als auch die an Proteine gebundenen und dadurch inaktiven Hormone gemessen werden. Von Letzteren befinden sich im Blut etwa 95 bis 98 Prozent. Zum Vergleich: Im Speichel liegen ausschließlich die zwei bis fünf Prozent der aktiven Hormone vor. Dadurch ist auch eine Therapie über eine Speichelprobe genauer überprüfbar, denn man kann bei Kontrolluntersuchungen im Speichel genau erkennen, wie sie angeschlagen hat. So lässt sich beispielsweise auch feststellen, ob Nahrungsmittel wie Butter die Hormonwerte erhöhen können. Selbst die negativen Auswirkungen synthetischer Hormone werden im Speichel sichtbar.

SO TESTEN SIE IM SPEICHEL

Im Speichel lassen sich Estradiol und Estriol sowie Testosteron, Progesteron, Cortisol, Melatonin und DHEA feststellen. Unterlagen für den Speicheltest fordern Sie am besten von einem Labor an (**Adressen, siehe Seite 139**). Dazu bekommen Sie auch eine genaue Anleitung zur Durchführung des Testes. Bei Cortisol empfehle ich, ein Tagesprofil erstellen zu lassen, um tageszeitliche Schwankungen erkennen zu können.

> *»Oft sieht man schon binnen einer Stunde die Hormonwirkung an erhöhten Speichelwerten.«*
>
> Günther H. Heepen

Weitere Methoden zum Aufdecken von Hormonstörungen

In der Naturheilkunde gibt es verschiedene subtile Möglichkeiten, um Hormonschwankungen, -störungen und -mangelerscheinungen festzustellen. Es handelt sich dabei allerdings nur um Hinweise, die durch eine Speicheluntersuchung noch erhärtet oder entkräftet werden müssen. Drei Verfahren möchte ich Ihnen kurz erläutern.

DIE ANTLITZDIAGNOSE

Dem Schweizer Naturarzt Natale Ferronato (**Literatur, siehe Seite 138**) gilt das Verdienst, die vielfältigen Zeichen im Antlitz systematisiert und mit wissenschaftlicher Akribie erforscht zu haben. Ferronato, den ich zu meinen Lehrern und Freunden zählen darf, ließ die Antlitzzeichen bei den Patienten klinisch überprüfen. Nur was der Überprüfung standhielt, lehrte und publizierte er. Zu den Zeichen im Antlitz gehören Falten, Verfärbungen, Erhebungen oder Einziehungen (mehr dazu lesen Sie im »Großen GU-Ratgeber Schüßler-Salze«).

DIE OBERON-UNTERSUCHUNG

Bei diesem Verfahren werden – laienhaft ausgedrückt – gute und schlechte Schwingungen im Körper ermittelt. Das System wurde von russischen Wissenschaftlern konzipiert und im Weltraum zur Untersuchung von Kosmonauten eingesetzt. Schwingungen lassen sich nicht durch absolute Messwerte, sondern nur durch empirische Vergleichsverfahren voneinander unterscheiden.

Das Oberon-System arbeitet nach dem sogenannten NLS-Verfahren (Nicht-Lineare-Systeme). Das bedeutet, dass es die körpereigene Schwingungskurve eines bestimmten Patienten mit mehreren zehntausend körpereigenen Schwingungsmustern anderer Menschen vergleicht, die in einer Datenbank hinterlegt sind. So können sowohl die optimalen als auch die vom Optimum abweichenden Zustände aufgezeigt werden.

Neben der Ganzkörperuntersuchung können energetische Zustände der Meridiane (Akupunktur-Leitbahnen) abgefragt werden. Nach meiner Erfahrung treten bei hormonellen Störungen oft Abweichungen am Meridian Dreifacher Erwärmer auf. Zusätzlich zum Dreifachen Erwärmer werden noch die Meridiane behandelt, die weniger Energie anzeigen,

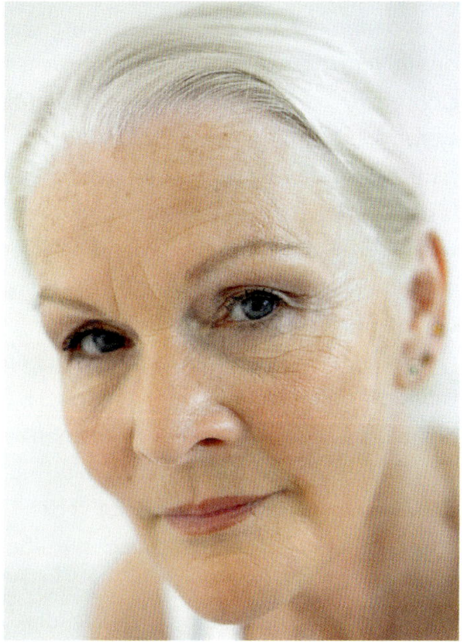

Zeichen im Gesicht wie Falten oder Flecken können die Folge einer Hormonstörung sein.

wenn dort Probleme vorhanden sind. Hinweise aus der Oberon-Untersuchung haben mich oftmals veranlasst, einen Speicheltest durchführen zu lassen, auch wenn die körperlichen Symptome des Patienten nicht auf eine Hormonstörung schließen ließen.

Die Oberon-Untersuchung wird von der Schulmedizin nicht anerkannt.

DER HLB-BRADFORD-BLUTTEST®

Dies ist ein Verfahren, das Stoffwechselprodukte freier Radikale, sogenannte ROTS (Reactive Oxygen Toxic Species), aus chemisch verändertem Fibrinogen erkennt. Aufgrund dieser Veränderungen können Stoffwechselstörungen, die Leistungsfähigkeit des Immunsystems, Leber-Regulationsstörungen, körperlicher Stress und Entzündungsgeschehen festgestellt werden. Auch lässt sich beispielsweise ein entzündliches rheumatisches Geschehen identifizieren oder eine Veränderung der Fließeigenschaften des Blutes.

Für die Untersuchung werden dem Patienten wenige Tropfen Blut aus der Fingerbeere entnommen, davon wird ein Ausstrich angefertigt. Im getrockneten Blut (Kapillarblut) werden dann im Labor Auffälligkeiten in der Struktur des Ausstriches und an den weißen und roten Blutkörperchen entdeckt. Der HLB-Bradford-Bluttest ermöglicht es, die Stoffwechselsituation zu beurteilen und entsprechend den entdeckten Auffälligkeiten zielgerichtet zu therapieren. Der Test vermittelt jedoch nicht nur Aussagen über den Stoffwechsel, sondern auch über die Leistungsfähigkeit des Immunsystems. Entwickelt wurde der HLB-Bradford-Test im Jahre 1979 von dem Physiker und Biochemiker Prof. Dr. Robert W. Bradford. In den folgenden Jahren nach 1979 fanden breit angelegte internationale Forschungen dazu statt, die Bradfords Hypothesen bestätigten, und ebenso erfolgten weltweite Veröffentlichungen darüber. International werden laufend weitere Studien mit guten Resultaten durchgeführt. Im Jahre 1986 wurde in Hamburg eine Niederlassung des Bradford-Instituts gegründet (heute: Labor für Blutanalyse Kamps). Adressen, über die Sie entsprechend arbeitende Therapeuten finden, siehe **Seite 139.**

HORMONE AUF NATÜRLICHE WEISE REGULIEREN

Darunter versteht man den Einsatz von homöopathisch aufbereiteten Substanzen, die die Hormondrüsen stimulieren können, etwa die Eierstöcke (Östrogenproduktion) oder Hoden (Testosteronproduktion).

Pioniere der natürlichen Hormonregulierung

Drei homöopathisch arbeitende Ärzte, die inzwischen verstorben sind, betrachte ich in Deutschland als Wegbereiter der natürlichen Hormontherapie: Dr. Julius Mezger und Dr. Albert von Fellenberg-Ziegler haben in den 1950er-Jahren den Einfluss von hormonwirksamen Pflanzen auf den Menschen in ihren homöopathischen Arzneimittellehren ausführlich beschrieben. Dr. Franz Riedweg entwickelte auf der Basis von homöopathisch aufbereiteten Pflanzen eine eigene Hormonregulierung (**Literatur, siehe Seite 138**). Nach Erscheinen dieses Ratgebers ist bekannt geworden, dass Franz Riedweg eine NS-Vergangenheit hat, die Autor und Verlag scharf verurteilen. Seine Pionierleistung im Bereich der Hormontherapie indes ist einzigartig. Aus Gesprächen erwuchsen interessante Impulse für meine eigene Arbeit. Dr. Riedweg hat sich von den oben genannten Ärzten am intensivsten mit der natürlichen Hormontherapie beschäftigt und erkannt, dass Hormonstörungen in allen Bereichen des menschlichen Körpers zu Beschwerden führen. Das war zu einer Zeit, in der es neben der schulmedizinischen Hormontherapie mit Cortison und Östrogen keine weiteren regulierenden Therapien gab. Riedwegs Leistung kommt erst heute so richtig zur Geltung, denn heute gibt es durch neue Untersuchungstechniken andere Möglichkeiten der Diagnostik (Speicheltest). Zwei Überzeugungen von Dr. Riedweg, die er in unseren Gesprächen äußerte, erachte ich als besonders wichtig:

- Ziel einer längerfristigen Therapie muss die natürliche Hormonstimulation sein!
- Alle schweren Krankheiten beginnen mit einer Hormonstörung, und jede Krankheit ist Ausdruck einer endokrinen Störung (**siehe Seite 10**).

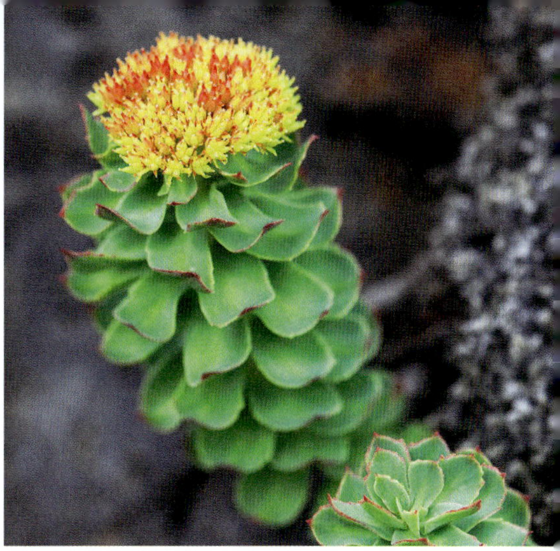

Die Rosenwurz: Die Inhaltsstoffe ihrer Wurzel regulieren den Hormonhaushalt.

ENTWICKLUNG MEINER NATÜRLICHEN HORMONREGULIERUNG

Ich selbst entdeckte im Lauf der Jahre, dass für die natürliche Hormonregulierung auch Aminosäuren, Mineralstoffe und insbesondere eine Pflanze namens Rosenwurz *(Rhodiola rosea)* wichtig sind. Lange Zeit fand ich keine Bestätigung für meine These, dass die aus Sibirien stammende Rosenwurz den Hormonhaushalt reguliert. Bis ich über Recherchen erfuhr, dass die Rosenwurz in den 1950er-Jahren in Russland intensiv erforscht worden war und man damit hormonbedingte Erkrankungen wie Kinderlosigkeit, Menstruationsprobleme, Erektionsstörungen und vorzeitigen Samenerguss behandelte; die Rosenwurz soll außerdem bei Depressionen und Stress helfen und lebensverlängernd wirken. Auch Ängstlichkeit, mangelnde Lebensfreude und Reizbarkeit können erfolgreich mit dem Rosenwurz-Extrakt behandelt werden, außerdem bessert sich der Energiestoffwechsel. Die Wikinger sollen ihn als Stärkungsmittel eingenommen haben.

Aufgrund der Erfahrungen, die ich in meiner Praxis sammeln konnte, entstand nach und nach eine ganzheitliche Hormontherapie, die auf homöopathisch aufbereiteten bioidentischen Hormonen, Vitalstoffen, Rosenwurz-Extrakt und homöopathischen Mischungen (Komplexen) basiert.

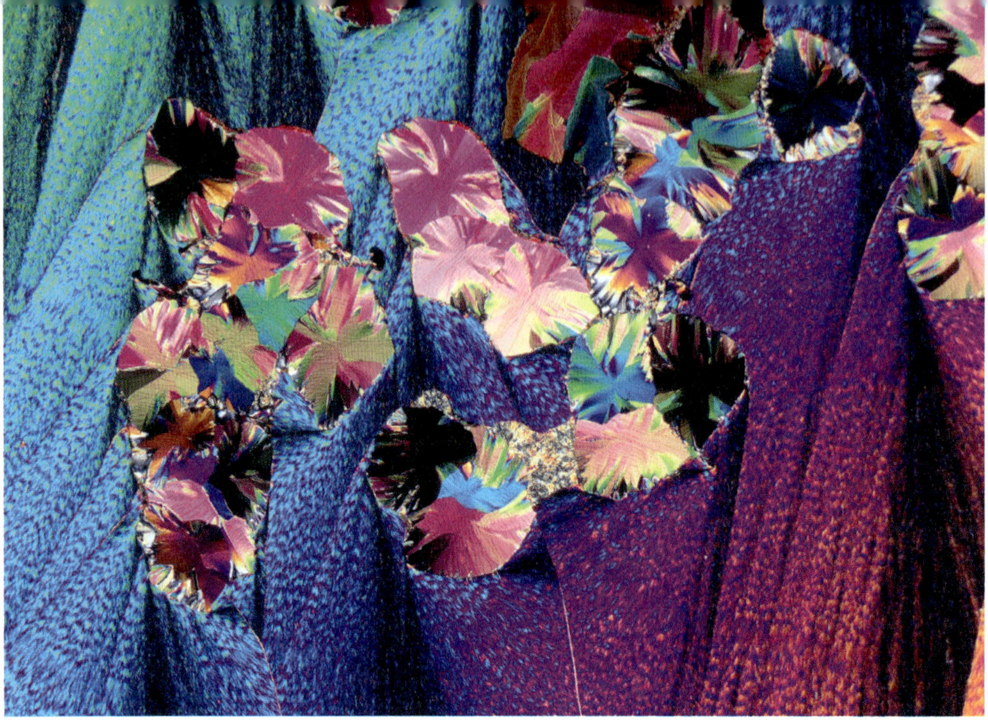

HORMONE – LEBENSWICHTIGE BOTENSTOFFE

Im vorherigen Kapitel haben Sie gelesen, dass winzige Moleküle bestimmen können, ob wir uns gesund oder krank fühlen. Lernen Sie in diesem Kapitel diese potenten Helfer näher kennen. Von den etwa 60 Hormonen im Körper stelle ich Ihnen diejenigen vor, die die wichtigsten Aufgaben erfüllen und die dementsprechend zu 90 Prozent auch daran beteiligt sind, wenn Beschwerden oder Störungen auftreten. Hilfreich ist auch, dass sich diese Hormone im Speichel nachweisen lassen. Die Schilddrüsenhormone habe ich ebenfalls mit aufgenommen. Sie lassen sich zwar nur im Blut bestimmen, haben aber für ein gesundes Funktionieren der Organe eine enorme Bedeutung. Die Hormone sind im Folgenden alphabetisch und nicht nach Wichtigkeit geordnet.

Aufbau der Beschreibungen: Unter »Produktionsort« werden die Stellen im Körper aufgelistet, wo das betreffende Hormon vorrangig gebildet wird. »Aufgaben und Funktionen« beschreibt die Prozesse im Körper, an denen die Hormone beteiligt sind. Unter »Normwerte« erfahren Sie, wie hoch der Wert im Speichel bzw. Blut sein sollte. Dann folgen Ursachen und Auswirkungen erniedrigter bzw. erhöhter Werte. Am Schluss stehen Hinweise zur Einnahme. Hier ist öfter die Rede von homöopathisch aufbereiteten Hormonen. Näheres dazu lesen Sie ab **Seite 44.** In Anlehnung an die internationale Nomenklatur werden im Buch die Hormone Östradiol und Östriol mit »E« geschrieben.

CHOLESTERINE

Produktionsort: Leber und Darm; Aufnahme auch über die Nahrung

Aufgaben und Funktionen: Cholesterine (Cholesterol; im Blut als Gesamtcholesterin gemessen) dienen als Puffer, wenn die Hormonorgane schlapp machen oder entfernt wurden! Sie sind Vorstufenhormone, sozusagen eiserne Reserven, für sämtliche Steroidhormone (**siehe Seite 10**), denn diese können in der Leber aus Cholesterinen gebildet werden. Einseitige Ernährung, Erschöpfung, Stress, Schwangerschaft oder chronische Krankheiten können zu Hormonmangel führen, im Fall von Stress zu Cortisol- und DHEA-Mangel. Als Folge nimmt der Körper mehr Cholesterin über die Nahrung auf, um daraus die fehlenden Hormone zu bilden. Dies äußert sich im Blutbild in erhöhten Cholesterinwerten. Das Gesamtcholesterin im Körper setzt sich unter anderem aus HDL-Cholesterin (High-Density-Lipoproteine) und LDL-Cholesterin (Low-Density-Lipoproteine) zusammen. LDL-Cholesterin gilt als »schlechtes« Cholesterin, es wird für Herz-Kreislauf-Erkrankungen verantwortlich gemacht, während das »gute« HDL-Cholesterin mit einem verringerten Risiko arteriosklerotischer Gefäßerkrankungen einhergeht.

Bestimmung: im Blut

Normwerte: Laut Weltgesundheitsorganisation (WHO) sollte das Gesamtcholesterin im Blut unter 200 mg/dl liegen.

Erniedrigte Werte: Von zu niedrigem Cholesterin spricht man nur im Zusammenhang mit HDL-Cholesterin, dieses sollte über 40 mg/dl liegen. Sind die Werte niedriger, steigt nach schulmedizinischer Sicht das Risiko für Herz-Kreislauf-Beschwerden.

Erhöhte Werte: Viele Schulmediziner behandeln bei allen Werten über 200 mg/dl mit sogenannten Statinen (Medikamente, die die Blutfette senken), beim LDL-Cholesterin bei Werten von über 160 mg/dl.

Aus biologischer Sicht sieht man das anders. Im Alter, ab etwa 50 Jahren, produziert unser Körper weniger Hormone. Er erhöht quasi als Notmaßnahme seinen Gesamtcholesterinbestand, um daraus Hormone herstellen zu können (Vorstufenhormon). Hohe Werte können aber auch medikamentös bedingt (Pille oder Cortison) oder die Folge von Schilddrüsenhormonmangel, Fettstoffwechsel- und Leberfunktionsstörungen, Stress oder von einem »schwachen« Darm sein.

CORTISOL

Produktionsort: Cortisol wird in der Nebennierenrinde aus Progesteron gebildet.
Aufgaben und Funktionen: Cortisol ist das Flucht- und Kampfhormon und kann fast übermenschliche Kräfte verleihen! Es regelt den Salz- und Wasserhaushalt der Nieren, wirkt zum Beispiel auf den Fett- und Kohlenhydratstoffwechsel sowie den Proteinstoffwechsel und reguliert den Blutzuckerspiegel. Außerdem wirkt es Entzündungen entgegen. Wenn Sie morgens von selbst aufwachen, verdanken Sie das dem Cortisol, da es zwischen 5 und 7 Uhr stark ansteigt (die meisten Hormone haben zwischen 7 und 9 Uhr ihre höchste Ausschüttung). Bei Menschen, die im Schichtdienst arbeiten, werden die Nebennieren stark belastet. Deshalb haben sie immer ein Cortisolproblem. Auch bei Kindern sind durch Stress häufig schon die Nebennieren erschöpft.

IM BUCH VERWENDETE MASSEINHEITEN

Gewichtseinheiten		
g	Gramm	entspricht
mg	1 Milligramm	0,001 Gramm
µg	1 Mikrogramm	0,001 Milligramm
ng	1 Nanogramm	0,001 Mikrogramm
pg	1 Pikogramm	0,001 Nanogramm
Flüssigkeitseinheiten		
l	Liter	entspricht
dl	1 Deziliter	0,1 Liter
ml	1 Milliliter	0,001 Liter
Aktivitätseinheiten		
U	Units (Maßzahl für die Enzymaktivität)	
mU	1 Milliunit	0,001 Units

DEPRESSIVE HERZKRANKE HABEN OFT ZU WENIG CORTISOL

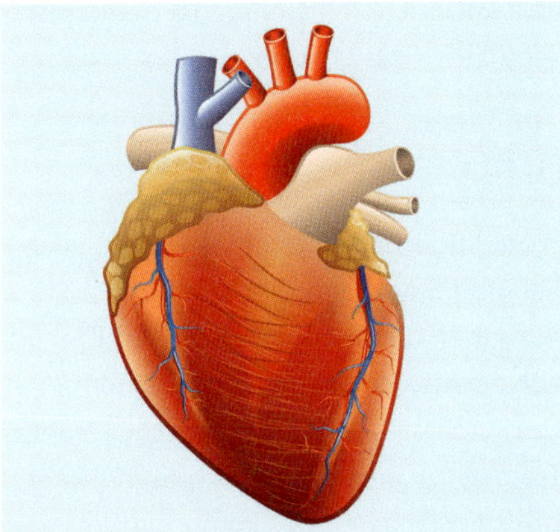

Menschen mit koronarer Herzkrankheit empfinden unter Stress ihre Belastung stärker. In einer deutschen Studie, 2012 vorgestellt von Dr. Christiane Waller, Universitätsklinikum Ulm, auf der 78. Jahrestagung der Deutschen Gesellschaft für Kardiologie, wurde festgestellt, dass dies mit einer reduzierten Ausschüttung von Cortisol zusammenhängt . Die verminderte Produktion wird durch Depressionen verstärkt. Da Cortisol auch entzündungshemmend wirkt, soll der Mangel bei depressiven Herzkranken das Fortschreiten der Erkrankung begünstigen.

Bestimmung: im Speichel

Normwerte: Die Werte schwanken im Lauf des Tages; morgens sind es normalerweise 6–10 ng/ml, mittags 2–4 ng/ml und abends 1,5–2,5 ng/ml.

Erniedrigte Werte: Lang andauernde Erkrankungen, anhaltender Stress, psychische Erschöpfung und Burn-out sowie Nebennierenschwäche führen zu niedrigen Werten. Dann ist man anfälliger für Krankheiten, es kommt oft zu grippalen Infekten. Sind die Nebennieren und die Schilddrüse geschwächt, kommt man morgens nicht aus dem Bett und fühlt sich müde und träge. Erniedrigte Werte wiederum begünstigen Stoffwechselstörungen, Übergewicht, Libidoverlust und psychische Beschwerden.

Erhöhte Werte: Bei Stress, Anspannung und Aufregung sind die Werte zunächst erhöht, da der Körper einen Mehrbedarf an Cortisol hat. Dauert die Belastung über mehrere Jahre an, sinken die Werte, da die Nebennieren erschöpft sind – sie können nicht mehr ausreichend Cortisol bereitstellen. Auch eine Schilddrüsenüberfunktion, ein Nebennierentumor, Medikamente, Kaffee, Schwarztee und Cola können einen hohen Wert verursachen. Ein Zuviel an Cortisol kann zu psychischen Symptomen wie Aggression oder Psychosen und zu Symptomen einer Schilddrüsenüberfunktion (**siehe Seite 119**) führen. Erhöhte Werte sind Stress für Schilddrüse, Bauchspeicheldrüse (muss mehr Insulin produzieren) und Stoffwechsel, da alle Organe auf Hochtouren arbeiten.

Bei der Einnahme beachten: Bei niedrigen Werten kann vorübergehend ein homöopathisch aufbereitetes Cortisol in der Potenz D4

(siehe Seite 47) helfen. Allerdings sollte dies nur für kurze Zeit eingenommen werden, damit die natürliche Produktion nicht stagniert (siehe auch Info Seite 35). Wichtiger als die Zufuhr ist es, die belastenden Einflüsse abzustellen und die Nebennieren zu stärken (siehe Seite 112), indem Sie Stress abbauen, Entspannungstechniken praktizieren und immer wieder Pausen machen. Die Grundlage für eine Erschöpfung der Nebennieren wird schon im Alter zwischen 20 und 40 Jahren gelegt. Diese Zeit ist besonders wichtig für die Nebennieren, weil sie dann am meisten Energie benötigen. Werden sie in dieser Hochphase mit Stress belastet, ist dies nicht mehr reparabel.
Cortison ist ein chemisch hergestelltes Medikament. Es wird seit 1949 unter anderem bei entzündlichen Erkrankungen sehr häufig verordnet. Da es nicht dem körpereigenen Cortisol entspricht, entstehen bei der Einnahme allerdings viele Probleme.

> **ANTI-AGING-HORMON**
> DHEA gilt in der Anti-Aging-Bewegung als »Super-Hormon« und wird fälschlicherweise als Jungbrunnen-Hormon bezeichnet. Deshalb wird manchen Cremes DHEA zugesetzt, zum Teil mit einer Konzentration von drei bis zehn Prozent. Die Dosierung ist viel zu hoch. Wenn Sie eine solche Creme anwenden, sollten Sie unbedingt über einen Speicheltest die Konzentration von DHEA überprüfen lassen.

DHEA

Produktionsort: Nebennierenrinde, auch Hoden und Eierstöcke
Aufgaben und Funktionen: DHEA (Dehydroepiandrosteron) ist ein Vorstufenhormon etwa von Androstendiol (ein männliches Hormon), Testosteron und Estriol. Es gewährleistet die Leistungsfähigkeit des Immunsystems und ist deshalb bei allen Beschwerden, die Folge einer geschwächten Abwehr sind, zum Beispiel Allergien oder Zahnentzündungen, notwendig. Jede Herausforderung für die Abwehr stellt eine Anforderung an DHEA. Dazu zählen auch Implantate, weil sie Fremdkörper für den Körper darstellen. Auch generell für das Leistungsvermögen ist es von Bedeutung. DHEA stabilisiert außerdem die Psyche und sorgt für den Erhalt einer Schwangerschaft (deshalb während einer Schwangerschaft den DHEA-Spiegel alle drei bis vier Wochen im Speichel testen lassen).
Bestimmung: im Speichel
Normwerte (Erfahrungswerte): 200 bis 250 pg/ml im Speichel, dieser Wert wird als Normbereich bei Gesunden angesehen. Anzumerken ist, dass der DHEA-Wert im Alter niedriger ist als in jungen Jahren.
Erniedrigte Werte: Mangelnde Vitalität, Erschöpfung, Müdigkeit, Infektanfälligkeit und

Allergien weisen auf einen niedrigen DHEA-Wert hin. Haben chronische Beschwerden generell jahrelang angehalten, können niedrige Werte andeuten, dass die Nebennieren erschöpft sind (**siehe Seite 112**). Dann muss sich das Immunsystem doppelt anstrengen!
Erhöhte Werte: Hohe Werte können auf übermäßigen Stress, eine Infektion oder andere Belastung hindeuten.
Je belastender eine Situation für den Körper ist, desto höher sollte der DHEA-Wert sein. So steigt beispielsweise bei einem beginnenden grippalen Infekt der DHEA-Wert vorübergehend bis über 1 200 pg/ml an. Auch in Stressphasen sollte der Wert höher sein, 600 pg/ml sind angemessen. Hohe Werte bedeuten, dass die Nebennieren unter heftiger Anspannung stehen, der Körper kämpft mit allen Möglichkeiten!
Bei der Einnahme beachten: Bei Stress und Infektionskrankheiten kann die Einnahme von DHEA vorübergehend sinnvoll sein, um die Nebennieren zu entlasten. Bei Menschen, die unter Asthma, chronischen Krankheiten und Rheuma leiden, sollte der Wert über 250 bis 300 pg/ml liegen. Bei Krankheiten wie Morbus Hashimoto, nach allen Operationen und bei Zahnbeschwerden ist vorübergehend sogar ein Wert von mindestens 600 pg/ml wichtig. Alles, was das Immunsystem stärkt, ist für die Entlastung der Nebennieren gut. Wird DHEA zu lange eingenommen und zu hoch dosiert (nicht bei den D4-Präparaten), kann Akne auftreten.

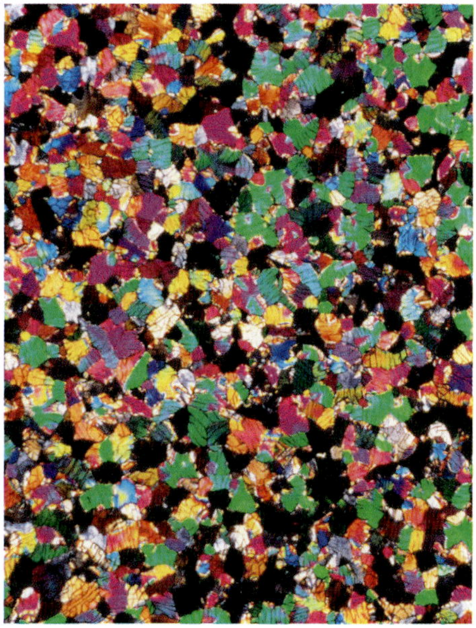

Höchst effizient und sehr schön: das Nebennierenhormon DHEA unter dem Mikroskop.

ESTRADIOL

Produktionsort: reifende Follikel in den Eierstöcken (deshalb schwankt sein Wert während eines Zyklus), Plazenta, Hoden, Fettgewebe (Hormonsynthese aus Östron, **siehe Info Seite 124**), Nebennierenrinde; Hormonsynthese aus Testosteron
Aufgaben und Funktionen: Estradiol ist verantwortlich für die Ausbildung der primären und sekundären weiblichen Geschlechtsmerkmale. Es beeinflusst die Stimme (hoch, tief) und das Haarwachstum. Estradiol ist auch für den Eisprung von Bedeutung. Bei einem Mangel kann der Eisprung nicht stattfinden.

Estradiol hat die Funktion eines Speicherhormons für Wasser und Fett (Wasser- und Fetteinlagerung), ist Vorstufenhormon für Estriol (**siehe Seite 29**), stimuliert die Schilddrüse und ist als Wachstumshormon für die Erneuerung der Zellen wichtig. Es fördert die Stabilität der Knochen und beeinflusst die Hautspannkraft, deshalb sollte es bei allen Hautbeschwerden überprüft werden. Zudem hat Estradiol einen wichtigen Einfluss auf die Psyche. Bei einem Überschuss werden Männer und Frauen übersensibel. Solange die Verhältnisse zwischen den Hormonen Testosteron, Progesteron und Estradiol ausgewogen sind, treten keine Probleme auf. Estradiol ist außerdem neben Melatonin (**siehe Seite 31**) und Cortisol (**siehe Seite 24**) wichtig für einen erholsamen Schlaf. Bei 70 Prozent aller Schlafstörungen liegt auch eine Estradiolstörung vor. Deshalb lohnt sich eine Speichelanalyse. Estradiol beeinflusst auch das sexuelle Verlangen. Das hängt mit seiner Funktion als »Motor« für die Schilddrüse zusammen.

ESTRADIOL NICHT ZU LANGE NEHMEN

Wird Estradiol in einer zu hohen Dosis und zu lange verabreicht oder eingenommen, kommt es besonders in den Wintermonaten zur Ablagerung von Bauchfett, da der Körper überschüssige Hormone im Bauchfett speichert.

Bestimmung: im Speichel
Normwerte: 3,5–4,5 pg/ml (1. Zyklushälfte). Bei Estradiol kann man nicht davon sprechen, dass generell zu viel oder zu wenig vorliegt. Gegenpole (also Hormone, die sich gegenseitig beeinflussen können) von Estradiol sind Testosteron und Progesteron. Fehlt der Gegenpol (zu wenig, zu viel), wird man dick (**siehe Info links**) oder es kommt zu Kopfschmerzen. Wichtig ist das Verhältnis von Estradiol zu Testosteron. Bei gesunden Frauen sollte es bei 1:8–10, bei Männern bei 1:30–50 liegen.
Erniedrigte Werte: Ursache dafür können eine Eierstockschwäche oder ein Burn-out sein. Niedrige Werte gehen fast immer mit Hautbeschwerden, wie Ekzemen oder Schuppen sowie juckender oder faltiger Haut, einher. Auch Haarausfall kann auf einen Estradiolmangel zurückgehen (auch auf Progesteronmangel). Weitere Beschwerden sind Schlafstörungen, Depressionen, mangelnde Libido, Hitzewallungen, Kopfschmerzen und Unfruchtbarkeit. Auch eine virile, also kantige Körperform bei Frauen ist meist Folge eines Estradiolmangels.
Erhöhte Werte: Zu hohen Werten kommt es meist durch Zufuhr von außen:

- Kosmetika mit versteckten Estradiol-Komponenten aus Plazentagewebe, Körperfett, Stutenurin oder pflanzlichen Ölen – hier vor allem aus Isoflavonen, die der Körper in Estradiol umwandeln kann
- Hormonpflaster und die »Pille«, die zu viel Estradiol enthalten

- häufiger Verzehr von Sojaprodukten/Isoflavonen (etwa Nahrungsergänzungsmittel), Süßholz (Lakritze), Granatäpfeln
- Gleitgele, die Estradiol enthalten
- zu hohe Gaben von Testosteron, DHEA oder Estriol
- Abnehmdiäten, denn durch Umbau von Östron im Bauchfett wird Estradiol frei
- Xeno-Östrogene in Kunststoffen **(siehe Seite 17)**. Folglich entstehen ein Progesteronmangel und Probleme wie durch Östrogendominanz **(siehe Seite 13)**
- Estradiol, das in der Tier- und Pflanzenzucht verwendet wird, um das Wachstum zu beschleunigen

Beschwerden bei erhöhten Werten sind Prostatavergrößerung (nicht bei über 50- bis 60-jährigen Männern), Brustzunahme, Wasseransammlungen im Körper, unerfüllter Kinderwunsch, Gewichtszunahme, Gesichtsrötung, Migräne, Gallenblasen- und Schilddrüsenprobleme. Außerdem steigt das Risiko von Krebserkrankungen.

Achtung: Erhöhte Werte können falsch positiv sein, wenn viel Soja, Mandelmus und Süßholz verzehrt werden.

Bei der Einnahme beachten: Sind die Werte erniedrigt und leiden Sie unter den entsprechenden Beschwerden, so nehmen Sie Estradiol D4 als Tropfen, Globuli oder Creme zunächst für zwei Monate. Das homöopathische Mittel Cimicifuga (Urtinktur oder D3) regt die Bildung von Estradiol an, indem es die Hypophyse stimuliert.

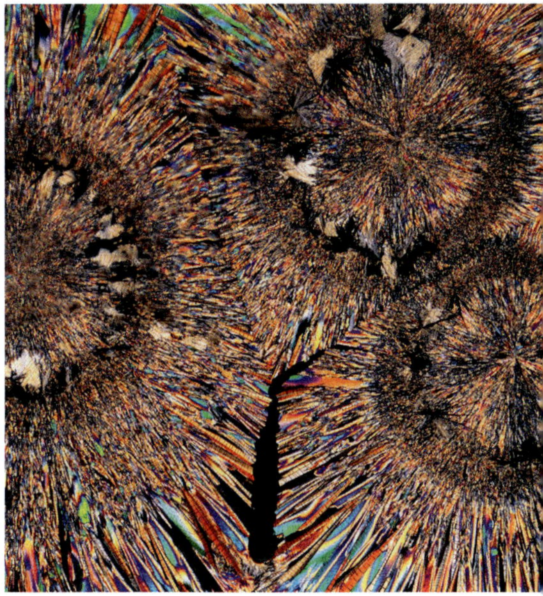

Estradiol ist wichtig für einen erholsamen Schlaf, eine ausgeglichene Psyche und gesunde Haut.

ESTRIOL

Produktionsort: Eierstöcke, Hoden, Nebennieren, Plazenta, Fettgewebe (Hormonsynthese aus Östron, **siehe Info Seite 124**); Hormonsynthese aus Testosteron

Aufgaben und Funktionen: Estriol ist das Schleimhauthormon! Durch Speicherung von Wasser regelt es die Durchfeuchtung in allen Schleimhäuten: im Verdauungstrakt, in der Lunge, Scheide, in den Augen und Nebenhöhlen, in den Nieren und der Blase. Es ist zum Überleben notwendig, da die inneren Organe nicht funktionieren könnten, wenn ihre Schleimhäute zu trocken und hart wären.

ESTRIOL UND MAGEN-DARM-ERKRANKUNGEN

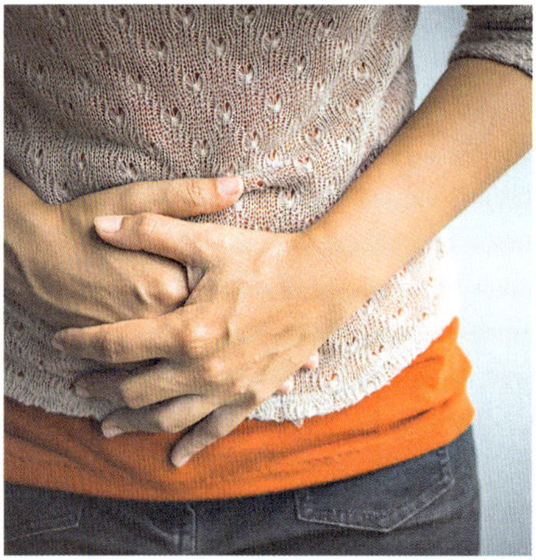

Leiden Sie unter chronisch-entzündlichen Magen-Darm-Erkrankungen wie Gastritis, Colitis ulcerosa, Reizdarm oder Morbus Crohn, empfehle ich eine Speichelanalyse durchführen zu lassen. Vor allem wenn Estriol nicht im Gleichgewicht ist, ist selten dauerhafte Hilfe durch Medikamente zu erwarten.
Auch für chronische Verstopfung und Nahrungsmittelintoleranzen kann Estriol Ursache sein. Ist die Schleimhaut trocken, ist die Resorption von Nährstoffen im Darm gestört! Das kann ein Grund für Intoleranzen sein – oft gibt es jedoch mehrere auslösende Faktoren.

Deshalb sollte bei nicht einwandfrei funktionierenden Organen das Estriol bestimmt werden. Bei Organbeschwerden, die mit Verhärtung einhergehen (zum Beispiel beim Herzmuskel), kann ein Estriolproblem den Zustand weiter verschlechtern. Meines Erachtens hängt auch die Altersweitsichtigkeit, bei der die winzigen Augenmuskeln starr werden, mit einem Estriolmangel zusammen.
Bestimmung: im Speichel
Normwerte: 15–30 pg/ml
Erniedrigte Werte: Bei fast allen Patienten, die zu mir in die Praxis kommen, ist Estriol zu niedrig. Ursachen hierfür können eine Schwäche der Eierstöcke, der Nebennieren oder Stress sein. Es kommt zu überempfindlichen oder auch trockenen Schleimhäuten, die sich in den folgenden Beschwerden äußern können: trockene, empfindliche, gerötete Augen, Sehschwäche, trockener Mund, Nasennebenhöhlenentzündungen und Ohrenbeschwerden wie Entzündungen, Schmerzen, Juckreiz oder Tinnitus, Krupphusten, Asthma, immer wiederkehrende Blasenentzündungen, Magen-Darm-Beschwerden, Gallebeschwerden, Hämorrhoiden, trockene Vagina, Vaginaljuckreiz, Schmerzen beim Geschlechtsverkehr, ausbleibende Monatsblutung, zusammengewachsene Schamlippen, Verwachsungen an Schleimhäuten, Phimosen (Vorhautverengung), Knochenhautreizungen, Gelenkschmerzen (auch Knirschen und Knacken).
Ein Estriolmangel kann aber auch an trockenen, struppigen Haaren oder Schlafstörungen beteiligt sein. Auch eine Eileiterschwangerschaft kann Folge eines Estriolmangels sein

(siehe Seite 121). Möglicherweise ist ein Estriolmangel auch Ursache für Myome und Endometriose.

Estriolmangel kann mit Rheuma im Zusammenhang stehen. Nach Auskunft der Hormonselbsthilfe in Erlangen (**Adresse, siehe Seite 139**) besserten sich Gelenkschmerzen, wenn der Hormonhaushalt im Lot war.

Erhöhte Werte: Es kommt zur verstärkten Schleimsekretion aus Mund, Nase und Rachen oder zu Ausfluss. Ursachen für einen Überschuss können Hautcremes sein, die Estriol versteckt enthalten. Auch Leinöl und Stutenmilch enthalten Estriol und können für hohe Werte sorgen, wenn man davon zu viel verzehrt.

Bei der Einnahme beachten: Bei Mangelsymptomen und bei Eierstockschwäche ist eine vorübergehende Anwendung von Estriol D4 (**siehe Seite 47**) sinnvoll. Nach spätestens zwei Monaten sollte ein neuer Hormonstatus gemacht werden.

MELATONIN

Produktionsort: Epiphyse (Zirbeldrüse) im Gehirn

Aufgaben und Funktionen: Melatonin wird als Schlafhormon bezeichnet, da es abends vermehrt gebildet wird und müde macht. Der Schlafrhythmus wird vorwiegend von Cortisol (**siehe Seite 24**) und Melatonin bestimmt. Die Ausschüttung von Melatonin hängt mit Lichtreizen zusammen: Wird es dunkel, steigt sie, bei Tageslicht wird sie gedrosselt. Außerdem hängt die Bildung von Melatonin vom Alter ab. Ab dem 25. Lebensjahr nimmt die Melatoninproduktion ab, ab dem 50. Lebensjahr wird sie nochmals merklich reduziert – mit ein Grund für das Einsetzen des Alterungsprozesses. Zwei amerikanische Altersforscher, Dr. Regelson und Dr. Pierpaoli (**Literatur, siehe Seite 138**), haben 1996 herausgefunden, dass durch den Energiemangel im Alter die Zirbeldrüse selbst leidet und verkalkt. Dies wiederum soll nach und nach Organschwächen und -schäden an Herz, Gefäßen, Schilddrüse und Gehirn verursachen. Deshalb nehmen viele Amerikaner bis zu 10 mg Melatonin pro Tag ein. Ist es im Sommer lange hell mit tropischen, schwülen Temperaturen, wird die Melatoninproduktion gedrosselt, ebenso wenn nachts im Schlafzimmer Licht brennt. Dagegen sind Menschen, die in verdunkelten Räumen schlafen, durch die fehlende Morgendämmerung morgens müde, da die Melatoninbildung nicht stoppt.

MILCH ALS SANFTE EINSCHLAFHILFE

Reichlich Melatonin enthält Milch von Kühen, die nachts gemolken wurden (**Adressen, siehe Seite 139**). Mit dieser Milch lässt sich der Melatoninwert über die Nahrung erhöhen – eine natürliche Melatoninersatztherapie!

Bestimmung: im Speichel, auch im Urin
Normwerte: In der Einschlafphase werden 8–12 pg/ml, in der Tiefschlafphase 15–25 pg/ml und mehr gemessen; beim Aufwachen sind es 10–2 pg/ml.
Erniedrigte Werte: Ist das Melatonin vermindert, sind Schlafstörungen bis Schlaflosigkeit die Folge. Man wälzt sich nachts im Bett und fühlt sich am nächsten Morgen wie gerädert, ist gereizt und müde.
Erhöhte Werte: Treten tagsüber erhöhte Werte auf, führt dies zu Müdigkeit, Antriebsschwäche, Lustlosigkeit und sogar Depressionen. Das ist vor allem in den dunklen Wintermonaten der Fall, wenn die Produktion von Melatonin ansteigt. Der Winterblues hat also eine hormonelle Ursache!
Aber auch Appetitlosigkeit, Reizbarkeit, Selbstzweifel und als Folge davon erhöhter Alkoholkonsum können auf zu viel Melatonin zurückgehen. Vieles über Melatonin ist noch ungeklärt.
Bei der Einnahme beachten: Ist der abendliche Wert niedrig und leiden Sie unter Schlafstörungen, können Sie vorübergehend das homöopathisch aufbereitete Melatonin D4 einnehmen; auch Melatonin 3 bis 5 mg ist geeignet. Wichtig ist es, den Hormonhaushalt zu regulieren und auf den Schlafrhythmus auf natürliche Weise einzuwirken: Feste Schlafenszeiten, Reduktion von Stress sowie körperliche Bewegung können helfen. Auch die Aminosäure Tryptophan kann dazu beitragen, den Melatoninwert anzuheben. Viel Tryptophan enthalten zum Beispiel Bananen, Walnüsse oder Feigen.

PREGNENOLON

Produktionsort: Gehirn, Nebennieren, Leber, Haut, Hoden, Eierstöcke und Netzhaut der Augen. In der Jugend wird der höchste Pregnenolonspiegel gemessen, mit zunehmendem Alter nimmt er ab.

WENN DER MELATONIN-STOFFWECHSEL GESTÖRT IST

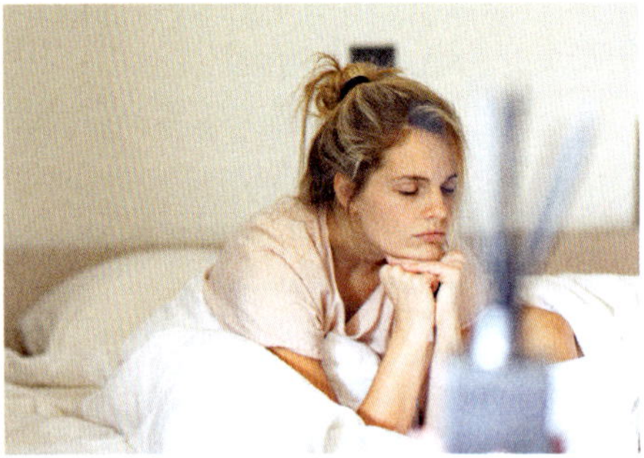

Ein gestörter Melatonin-Stoffwechsel kann nach Forschungen am Imperial College in London von 2008 nicht nur für Depressionen, sondern auch für Diabetes und Demenz verantwortlich sein. Die Wissenschaftler stellten fest, dass Störungen der inneren Uhr das Risiko, an Diabetes Typ 2 zu erkranken, erhöhen. Das betrifft vor allem Menschen, die im Schichtdienst (Nachtschicht) arbeiten.

Aufgaben und Funktionen: Über Pregnenolon ist bisher am wenigsten geforscht worden, obwohl es bereits 1934 synthetisch hergestellt wurde. Aus Pregnenolon können alle anderen Steroidhormone gebildet werden. Vermutlich gilt Pregnenolon deshalb als eine der wichtigsten Anti-Aging-Substanzen, weil es sowohl körperliche als auch geistige Alterungsprozesse verlangsamt oder stoppt. In Amerika wird es außerdem bei Gelenkerkrankungen und Diabetes eingesetzt. Versuche haben gezeigt, dass Pregnenolon die Beta-Zellen in der Bauchspeicheldrüse, die das Insulin produzieren, erneuert. Darüber hinaus stärkt es die Myelinscheiden, die unsere Nerven schützend umgeben. Diese können durch toxische Stoffe aus der Umwelt angegriffen werden. Pregnenolon wirkt auf die geistigen Funktionen, verbessert Konzentration, logisches Denken, Kreativität und Aufmerksamkeit. Es stabilisiert die Psyche und fördert das Sehen. Besteht an anderen Hormonen, etwa an Progesteron, ein Mangel, kann der Organismus Pregnenolon in dieses Hormon umwandeln und den Mangel beheben.

Bestimmung: Im Speichel gibt es derzeit noch keine Messmöglichkeit, Bluttests werden von Fachleuten kritisch beurteilt.

Werte: Aussagen über Normwerte sowie erniedrigte oder erhöhte Werte sind derzeit nicht möglich (siehe oben).

Bei der Einnahme beachten: Bei verschiedenen Beschwerden, in erster Linie bei Gelenkproblemen und Diabetes, geht man in der Hormontherapie davon aus, dass sie Pregnenolon-abhängig sind. Bei Gelenkerkrankungen wie Arthritis soll es wirksamer und weniger belastend sein als Cortison und andere entzündungshemmende Medikamente.

Da es als Vorstufenhormon in andere Hormone umgewandelt werden kann, wirkt Pregnenolon auf den Körper ausgleichend. Im Gegensatz zu anderen Hormonen gibt es Pregnenolon in Deutschland in kosmetischen Cremes oder Lotionen rezeptfrei in Apotheken zu kaufen, die bioidentische Hormone herstellen (**Adressen, siehe Seite 139** oder Bezugsquellen über die Hormonselbsthilfe erfragen). Dennoch sollte Pregnenolon nur vorübergehend angewendet werden, da man noch zu wenig darüber weiß.

PREGNENOLON IN DER STRESSTHERAPIE

Stress verursacht erhöhte Cortisolspiegel, hemmt das Immunsystem und fördert Kalziumverlust, der zu Osteoporose führen kann. Pregnenolon hat sich speziell in Kombination mit Melatonin als Gegenspieler des Cortisols bewährt und wird deshalb in der Stresstherapie zur Stressbewältigung, zum Stressabbau und zur Verhinderung von Stresssymptomen eingesetzt. Sind beide Hormone im Körper ausreichend vorhanden, wird man mit Stress besser fertig.

PROGESTERON

Produktionsort: Grundversorgung über die Nebennierenrinde; Hoden, Eierstöcke (Gelbkörper) und Gehirn; Bildung aus Pregnenolon **(siehe Seite 33)**.

Aufgaben und Funktionen: Progesteron gehört wie Pregnenolon zu den Gestagenen (Gelbkörperhormone), einer Klasse der Geschlechtshormone. Progesteron kann ähnlich wie Pregnenolon Vorstufenhormon für die Synthese anderer Hormone sein. Alle Menschen – sowohl Frauen als auch Männer – benötigen eine gewisse Grundversorgung mit Progesteron!

Für Frauen mit Kinderwunsch hat Progesteron vor allem in der zweiten Zyklushälfte eine große Bedeutung, da es die Gebärmutterschleimhaut auf die Einbettung der befruchteten Eizelle vorbereitet und eine weitere Follikelreifung verhindert, sofern es zur Befruchtung kommt. In Stressphasen bewirkt es daher auch eine Zyklusstörung. Sie kann man sich wie folgt erklären: Bei Stress wird Progesteron in Cortisol umgewandelt, Progesteron fehlt dann. Dadurch bleibt die Periode aus. Endet die Belastung, steigt der Progesteronspiegel wieder an. Die Folge: Die Monatsblutung setzt wieder ein! In den Wechseljahren schützt Progesteron vor Beschwerden wie Zysten und Gewebsveränderungen in der Brust sowie vor Ödemen (Schwellungen) durch eine gestörte Wasserausscheidung im Körper; Störungen des Fettstoffwechsels mit Gewichtszunahme; Depressionen; Erschlaf-

PROSTATAKREBS DURCH DIE ANTIBABYPILLE

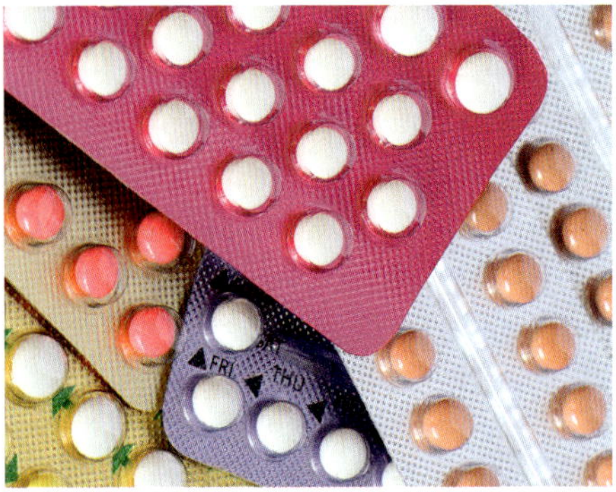

Wirkstoffe der Antibabypille sind offenbar eine Ursache für Prostatakrebs. Nach einem Bericht im Männer-Lifestylemagazin »Men's Health« (Ausgabe 3/2012) sind Wissenschaftler der Universität Toronto durch eine Auswertung von Daten der Vereinten Nationen auf diese erstaunliche Erkenntnis gekommen. Demnach leiden Männer in Ländern, in denen Frauen regelmäßig mit der »Pille« verhüten, deutlich häufiger an Prostatakrebs als ihre Geschlechtsgenossen in anderen Nationen. Die kanadischen Forscher vermuten, dass die in der Antibabypille enthaltenen Hormone über den Urin der Frauen ins Abwasser und dadurch ins Grundwasser gelangen. Letztlich nehmen die Männer die Hormone mit dem Trinkwasser wieder auf. Im männlichen Körper begünstigen sie dann die Krebsentwicklung.

fung des Bindegewebes, die Verschlechterung von Krampfadern und Besenreisern; Muskelkrämpfen und Schilddrüsenstörungen (Progesteron verbessert die Verwertung von Schilddrüsenhormonen).

Progesteron normalisiert die Blutgerinnung und verhindert Thrombosen. Es gleicht den Blutzuckerspiegel aus (normalisiert die Insulinproduktion), stärkt die Blase und reguliert die Prostata. Im Gehirn sind 20 Prozent Progesteron erforderlich, dort ist es wichtig fürs Denken, Erkennen und Wahrnehmen. Aus diesem Grund sollte man bei allen Erkrankungen des Gehirns sowie bei psychischen Störungen, Demenz und nach einem Schlaganfall (um die kognitiven Funktionen zu fördern) an Progesteron denken. Es wirkt an der Übertragung von Nervenreizen mit. Außerdem regt es die Bildung von Myelinscheiden (**siehe Seite 33**) um die Nervenstränge herum an. Progesteronmangel begünstigt die Entstehung von Knochenschwund. Die Zusammenhänge sind aber noch nicht geklärt. Leidet eine Person unter Burn-out, zeigt die Menge an verfügbarem Progesteron im Körper an, wie stressfähig man ist: Je weniger Progesteron, desto weniger stressfähig! Das Burn-out-Syndrom kann mit einem hohen, aber auch mit einem niedrigen Progesteronwert einhergehen. Progesteron hat auch einen positiven Einfluss auf die Abwehr, denn es reguliert den Zink- und Kupferhaushalt und fördert die Sauerstoffaufnahme der Zellen. Ist der Spiegel zu niedrig, treten häufiger Infekte auf.

HORMONE STETS ZEITLICH BEGRENZT EINNEHMEN

Bioidentische Hormone, dazu zählen auch die homöopathischen Verdünnungen in Form von Cremes, Globuli oder Tropfen, sollen nur für zwei bis maximal vier Monate eingenommen werden. Dann sollten Sie überprüfen lassen, ob sich im Speichel eine Veränderung zeigt. Oft spürt man aber, ob die Hormontherapie im Körper angekommen ist, da man sich besser fühlt. Wichtig ist, dass Sie an einem Tag pro Woche pausieren. Dadurch soll der Organismus angeregt werden, eigene Hormone zu bilden; außerdem werden die Hormonrezeptoren entlastet. Ich bin der Meinung, dass die Stimulation der Hormone mit Nährstoffen (**siehe Seite 53**) und homöopathisch aufbereiteten Arzneien (**siehe Seite 47**) sinnvoller ist als die lange Einnahme von bioidentischen Hormonen, um das aus dem Lot geratene Gleichgewicht wiederherzustellen. Denn alles, was zu lange und zu hoch dosiert gegeben wird, führt zur Einschränkung der eigenen Produktion! Dies kennen wir zum Beispiel vom Schilddrüsenhormon Thyroxin – wird es über Jahre hinweg eingenommen, rutscht die eigene Produktion völlig in den Keller.

Selbst für die Entlastung des Herzens ist Progesteron wichtig. Es kann bei nervösen Herzschmerzen und bei Angina pectoris hilfreich sein. Bitte gehen Sie bei Herzbeschwerden generell zum Arzt!

Bestimmung: im Speichel

Normwerte: Werte von 200–300 pg/ml sind ideal. Für eine Grundversorgung reichen 100–120 pg/ml aus. Bei Frauen liegt das Maximum am 18.–22. Zyklustag. Besteht ein Kinderwunsch, sollte der Wert an diesem Tag bei 300–350 pg/ml liegen. Das gesunde Verhältnis von Estradiol zu Progesteron beträgt bei Frauen 1:30 (2. Zyklushälfte: 1:50) und bei Männern 1:30.

Erniedrigte Werte: Sie treten vor allem bei Eierstockschwäche, nach Entfernen der Eierstöcke oder Gebärmutter und bei Nebennierenschwäche sowie Östrogendominanz auf. In meiner Praxis habe ich festgestellt, dass ein Progesteronmangel häufig vorkommt. Ein Anzeichen für einen Mangel kann das Verlangen nach Sahne oder Schokolade sein. Der Körper schreit förmlich nach Progesteron.

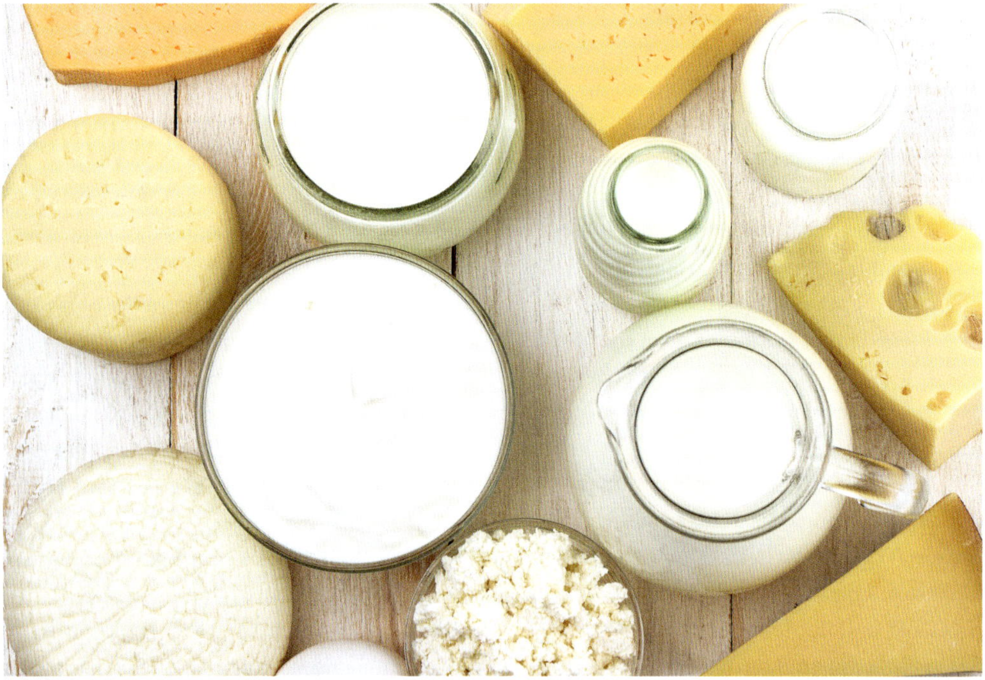

Verspüren Sie Heißhunger auf Milchprodukte, kann dies auf einen Progesteronmangel hinweisen.

Progesteron ist wichtig für den Erhalt einer Schwangerschaft. Ursache einer Fehlgeburt ist meist ein Progesteronmangel. Deshalb ist es wichtig, während der Schwangerschaft reichlich Milchprodukte (Sahne, Crème fraîche, Käse) zu verzehren, um den Progesteronwert zu erhöhen. An einen Progesteronmangel sollte auch immer gedacht werden, wenn die Regel ausbleibt oder gestört ist, beim Prämenstruellen Syndrom (PMS), bei Endometriose, Myomen, Brustschmerzen und -spannen sowie harten Brüsten. Brustzysten gehen ebenfalls häufig mit niedrigen Progesteronspiegeln einher.
Weitere Folgen eines Mangels könnnen sein: Darmträgheit, Gewichtszunahme, Burn-out, Schilddrüsenstörungen, erhöhte Stressempfindlichkeit, Osteoporose, Gedächtnis- und Konzentrationsschwäche, psychische Beschwerden, Schlafstörungen und Herzbeschwerden. Bei Kindern führen tiefe Werte zur Entwicklungsverzögerung.
Erhöhte Werte: Ursachen für erhöhte Werte können mit einer Schwangerschaft oder mit einer Schilddrüsenüberfunktion zusammenhängen. Bei Letzterer wird das Gehirn stimuliert, der Progesteronwert steigt. Durch reichlichen Verzehr von Milchprodukten steigen die Werte ebenfalls vorübergehend an (siehe oben). Hat der Körper einen erhöhten Cortisolbedarf oder auch einen Mangel an Cortisol, kann das zu vermehrter Ausschüttung von Progesteron führen, weil der Körper aus Progesteron bei Bedarf Cortisol herstellen kann. Auch Eierstockzysten, Diäten, Drogen- und Alkoholkonsum sowie Krebserkrankungen sind Ursachen für erhöhte Werte.
Hinweise für einen Überschuss an Progesteron sind chronische Müdigkeit, Gewichtszunahme, Schwindel, Bluthochdruck, Störungen der Menstruation, Brustspannen und Verstopfung. Bei Kopfschmerzen kann zu viel oder zu wenig Progesteron vorhanden sein.
Achtung: Wenn vor dem Speicheltest Schokolade, Eier, Sahne oder Butter verzehrt wurden, können erhöhte Werte falsch positiv sein. So kann eine Tafel Schokolade am Abend vor dem Test den Progesteronwert auf 400 pg/ml und mehr erhöhen.
Bei der Einnahme beachten: Progesteron D4 sollte man einnehmen, wenn die Werte erniedrigt sind, vor allem wenn sie den (idealen) Mindestwert von 100–120 pg/ml unterschreiten. Und natürlich sollten es Frauen mit Kinderwunsch oder Frauen, denen die Gebärmutter entfernt wurde, einnehmen. Häufig genügt die Vorstufe von Progesteron (Diosgenin), die in der Yamswurzel enthalten ist; geeignete Präparate hierfür sind zum Beispiel FemBal® (**siehe Seite 139**) oder Balance FA® (**siehe Seite 139**). Das homöopathische Mittel Agnus castus D1 regt ebenfalls die Bildung von Progesteron im Körper an.

SCHILDDRÜSENHORMONE

Produktionsort: Drei Hormone sind für die Funktion der Schilddrüse von Bedeutung:

Thyroxin (T4, Tetrajodthyronin), Trijodthyronin (T3) und das thyreotrope Hormon (TSH, Thyreotropin). Trijodthyronin (T3) ist das aktive von der Schilddrüse gebildete Hormon. Für die Bildung von T4 benötigt der Körper Jod. Damit er T4 in die im Körper wirksame Form T3 umbauen kann, ist Selen notwendig. TSH wird in den Zellen des Hypophysenvorderlappens gebildet.

Aufgaben und Funktionen: Thyroxin und Trijodthyronin sind für Entwicklung, Wachstum, Stoffwechsel und Energiehaushalt wichtig. Sie regulieren den Eiweiß-, Fett- und Kohlenhydratstoffwechsel, steuern die Temperatur und den Mineralstoffhaushalt. Auch das seelische Befinden hängt mit der Schilddrüse zusammen. TSH steuert die Funktion der Schilddrüse und stimuliert ihr Wachstum. Steht zu wenig Jod zur Verfügung, vergrößert sich die Schilddrüse. Die Schilddrüse reagiert sensibel auf Röntgenstrahlen, und nach Meinung der Hormonselbsthilfe (**siehe Seite 139**) wirken auch langfristig eingenommene Sojaprodukte aufgrund der hoch dosiert enthaltenen Phytoöstrogene belastend auf sie.

Bestimmung: im Blutserum

Normwerte: T3 gesamt 0,9–1,8 ng/ml; T4 gesamt 5,5–11,0 µg/dl; TSH 0,3–4,0 mU/l

Erniedrigte Werte: Beschwerden bei erniedrigten Schilddrüsenwerten (Unterfunktion, Hypothyreose) sind fehlende Motivation, Antriebsschwäche, rasche Erschöpfung, Schlafbedürfnis; Konzentrations- und Gedächtnisschwäche, Gefühl von »benebeltem Denken«, Melancholie; Schwindel, Kälteempfindlichkeit (Frieren, Frösteln); verlangsamter Puls, niedriger Blutdruck; Anämie; Verstopfung, Blähungen, Stoffwechselträgheit (auch mit Untertemperatur) und Übergewicht; spröde, rissige sowie juckende Haut, struppiges Haar, diffuser Haarausfall, Verlust der Augenbrauen und Wimpern; dicke, feste Fingernägel mit Rillenbildung; Hautschwellungen (Ödeme); geschwächte Libido und Potenz, Menstruationsstörungen (eine verlängerte und/oder auch verstärkte Regelblutung oder eine außerhalb des Zyklus auftretende Regelblutung) und ausbleibende Regel; Empfängnisprobleme; Abwehrschwäche; eine heisere, kratzige Stimme und trockene Schleimhaut im Rachen; Muskelschwäche und Abschwächung von Reflexen. Auch hohe Cholesterinwerte können vorkommen.

EIGENURIN BEI HORMONPROBLEMEN

In der Volksmedizin ist bereits seit Langem bekannt, dass Eigenurin, eingenommen oder eingerieben, bei hormonellen Störungen helfen kann. Anwender von Eigenurin schwören nicht nur auf die Stimulierung der körpereigenen Abwehr zum Beispiel bei Hautausschlägen und Heuschnupfen, sondern auch auf die natürliche Heilwirkung bei hormonellen Störungen.

Tritt die Unterfunktion im Kindesalter auf, kommt es zur Verzögerung der geistigen Entwicklung und Knochenbildung.

Erhöhte Werte: Bei krankhaft erhöhten Werten der Schilddrüse spricht man von einer Überfunktion (Hyperthyreose).

Beschwerden, die damit zusammenhängen oder dadurch ausgelöst werden, sind: Basedow-Krankheit mit den Hauptsymptomen Kropf, Vortreten der Augäpfel und erhöhte Herzfrequenz sowie psychische Beschwerden. Diese Symptome können auch nach einer Jodbehandlung und Überdosierung von Thyroxin sowie bei Schilddrüsenentzündungen auftreten. Es kommt zu einer gesteigerten psychischen und neuromuskulären Erregbarkeit, Konzentrations- und Aufmerksamkeitsstörungen, zu Hysterie, Ängsten, Unruhe, ADS/ADHS, generell Hyperaktivität (bei Erwachsenen wie bei Kindern), Schlafstörungen (Ein- und Durchschlafstörungen), Zittern, Hitzeunverträglichkeit, Schweißneigung mit Hitzegefühl, Durchfällen (oder Tendenz zu weichem Stuhl), zu erhöhtem Stoffwechsel, Haarausfall (Haar geht büschelweise aus), extrem dünnen Haaren, Akne, fettiger Haut, zu fettigen Haaren, dünnen, leicht rissigen Fingernägeln, Gewichtsabnahme (auch keine Zunahme trotz üppigem Essen), Herzstörungen (erhöhte Pulsfrequenz, Herzrasen, Rhythmusstörungen), Skelettveränderungen (Osteoporose), hohen Cholesterinwerten sowie zu unregelmäßiger, häufiger und starker Regelblutung, nachlassender Libido, Potenzstö-

FALSCHE BEHANDLUNG VON SCHILDDRÜSENFUNKTIONSSTÖRUNGEN

Erfahrungsgemäß werden oft Beschwerden infolge einer gestörten Schilddrüsenfunktion fehlgedeutet und falsch behandelt! Häufig werden Psychopharmaka verordnet, oder es werden Hormone gegeben in der irrigen Ansicht, dass die Wechseljahre verfrüht eingesetzt hätten. Bei Osteoporose haben manche meiner Patienten Präparate bekommen, die auf das Skelett, aber nicht auf die Ursache eingehen. Selbst mit einer beginnenden Demenz oder Nierenschwäche wurde eine Schilddrüsenstörung schon verwechselt! Für aussagekräftige Ergebnisse sollten alle Schilddrüsenwerte (T3, T4, TSH) bestimmt werden. Viele Ärzte sträuben sich aus Kostengründen dagegen. Ich rate Ihnen, die Untersuchung notfalls selbst zu bezahlen. Denn nur wenn alle Werte bekannt sind, weiß man, in welchem Bereich sich die Hormonproduktion bewegt. Aussagekräftiger ist die Bestimmung der wirklich verfügbaren Hormone im Blut (fT3 und fT4). Lassen Sie sich vom Arzt den Laborausdruck mit den Normwerten aushändigen – beide Werte müssen im mittleren Referenzbereich angesiedelt sein.

rungen, Anspannung, Muskelverspannung, Tinnitus, PCO-Syndrom (**siehe Seite 98**) sowie Zystenbildung (Brüste, Eierstöcke).

Was Sie bei der Einnahme beachten sollten: Bei erniedrigten Werten ist es oft nötig, Schilddrüsenhormone einzunehmen. Manchmal genügt es, ein- bis zweimal pro Woche Seefisch zu essen, denn die regelmäßige Jodzufuhr kann bei reduzierten Schilddrüsenhormonen zu einer Erhöhung führen. Wenn die Werte nicht völlig im Keller sind, empfehle ich homöopathische Thyreoidinum-D4-Globuli, bevor Schilddrüsenhormone gegeben werden. In Amerika werden bereits T3-Präparate verordnet. Der Körper muss also nicht erst T4 in T3 umbauen.

TESTOSTERON

Produktionsort: Hoden, Eierstöcke und Nebennieren; Synthese aus DHEA und Androstendion (Androgen der Nebennieren)

Aufgaben und Funktionen: Testosteron ist für die Männer das wichtigste Sexualhormon, es ist für die Ausprägung der primären und sekundären Geschlechtsmerkmale, wie Brustbehaarung und Bartwuchs sowie Tiefe der Stimme, verantwortlich.

Testosteron ist das Muskel- und Herzhormon. Testosteronschwäche bedeutet Herzschwäche, denn Testosteron ist für die Leistungskraft des Herzens erforderlich! Ab dem 40. Lebensjahr nimmt die Testosteronproduktion natürlicherweise ab. In der Folge sinkt auch die Muskelkraft. Testosteron beeinflusst die Knochen- und Gewebefestigkeit. Bei verminderter Festigkeit kommt es zu Organsenkungen, Gefäßschwäche und Cellulite. Für die Psyche ist Testosteron wichtig, weil es das Selbstbewusstsein stärkt. Selbstsichere Menschen haben in der Regel ausreichend Testosteron. Dies gilt für Kinder genauso wie für Erwachsene! Selbst Wachstumsstörungen der Kopfhaare, entgegen der landläufigen Meinung aber nicht des Bartes (laut Hormonselbsthilfe, Frau Buchner) können mit der Testosteronproduktion zusammenhängen.

Sind die Werte von Testosteron gestört, kann dies mit einem unausgewogenen Verhältnis von Estradiol zu Testosteron zusammenhängen (**siehe Seite 28**).

Bestimmung: im Speichel

Normwerte: Bei der Frau sollten die Werte unter 45 pg/ml (aber nicht unter 30 pg/ml) liegen, bei jungen Männern über 200 pg/ml, sonst bei Männern nicht unter 80 pg/ml. Bei Testosteron ist die Tagesausschüttung unterschiedlich. Morgens vor dem Aufstehen misst man die höchste Konzentration.

Erniedrigte Werte: Ursachen für niedrige Werte können bei der Frau Eierstockschwäche oder ein Mangel an Estriol, bei beiden Geschlechtern auch an Estradiol sein (dann stimmt das Verhältnis nicht). Bei Männern können erniedrigte Werte auf eine Hodenschwäche, bei Mann und Frau auf eine Nebennierenschwäche hindeuten. Auch wenn Testosteron nur von den Nebennieren er-

zeugt wird sowie bei Bewegungsmangel sind die Werte niedrig.
Mangelsymptome sind: Vergrößerung der Prostata, Bindegewebsschwäche (wie Cellulite), Blasenschwäche, Blasenvorfall und Organsenkungen, Krampfadern, Haarausfall, Muskelschwäche, Herzschwäche, Bluthochdruck, fehlende Libido, Osteoporose, Kleinwüchsigkeit oder mangelndes Selbstwertgefühl. Bei verhaltensauffälligen Kindern (ADS/ADHS) wurde oft zu wenig Testosteron empirisch nachgewiesen.
Sind beim Mann niedrige Testosteronwerte vorhanden, entwickelt er Cellulite (Bindegewebsschwäche). Um die Werte zu erhöhen, rate ich zu Krafttraining.
Erhöhte Werte: Bei Sportlern (Frauen wie Männern) liegen oft erhöhte Werte vor, bedingt durch vermehrte Muskelaktivität. Muskelanspannung, -verspannung oder Verkrampfung sowie Panikattacken erzeugen ebenfalls hohe Werte. Verspannungen der Muskeln können zum Beispiel die Folge von Schilddrüsenmedikamenten sein, denn dadurch steigt das Testosteron an. Bei erhöhten Werten helfen das Reduzieren von Sport sowie Entspannungstechniken und Ruhe. Bei Frauen können erhöhte Werte auf eine Kontamination mit dem Hormon hindeuten – etwa wenn der Mann Testosteron-Creme verwendet und die Frau damit in Berührung kommt – oder die Folge ungeschützten Geschlechtsverkehrs sein, da das Ejakulat Testosteron enthält. Doch auch Geschlechtsverkehr generell kann bei Männern und Frauen die Testosteronwerte steigern, genauso wie hohe DHEA-, Androstendiol- oder Androstendionwerte.
Eine männliche Körperform, kleine, flache Brüste und wenig emotionale Empfindlichkeit deuten bei Frauen auf erhöhte Werte hin. Auch Ichbezogenheit, Führungsstärke, sogar ein reduziertes Schmerzempfinden findet man bei hohen Werten. Für die Haut gilt: Ein Überschuss von Androgenen (also von männlichen Hormonen) ist verantwortlich für eine erhöhte Fettproduktion der Talgdrüsen.
Bei der Einnahme beachten: Eine Einnahme ist empfehlenswert, wenn der Speicheltest einen Mangel ergeben hat und oben genannte Symptome vorliegen. Blutdrucksenker können den Testosteronwert reduzieren!

VITAMIN D WICHTIGER ALS BISHER ANGENOMMEN

Eine ausreichende Versorgung mit Vitamin D ist nicht nur für stabile Knochen von Bedeutung, sondern auch für das Immunsystem, Herz, Blutdruck und einen intakten Hormonhaushalt. An der Medizinischen Universität in Graz hat man 2011 entdeckt, dass Vitamin D die Produktion von Testosteron ankurbelt. Eine Vitamin-D-Bestimmung im Blut ist deshalb bei allen hormonellen Störungen wichtig.

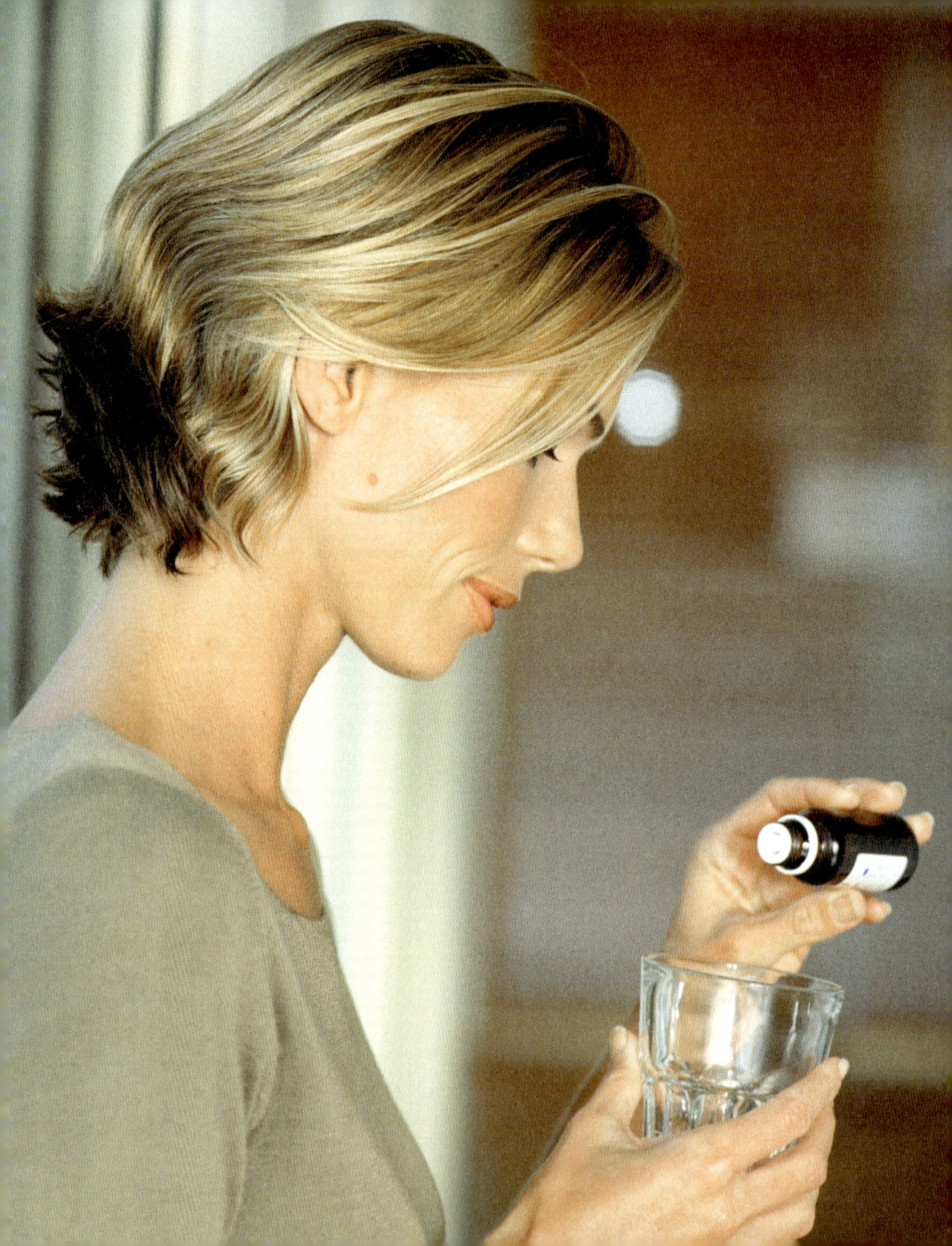

BEHANDLUNG MIT NATÜRLICHEN HORMONEN

In diesem Kapitel erfahren Sie alles Notwendige, um Ihren Hormonhaushalt wieder ins Lot zu bringen. So können Sie nach Vorliegen Ihres Speichelbefundes sofort mit der Einnahme der Präparate beginnen und Ihren Hormonhaushalt regulieren.

MIT HOMÖOPATHIE GEGEN HORMONELLE BESCHWERDEN
44

PFLANZEN, DIE DEN HORMONHAUSHALT STIMULIEREN
58

REFLEXZONENTHERAPIE – HILFE FÜR DIE HORMONDRÜSEN
74

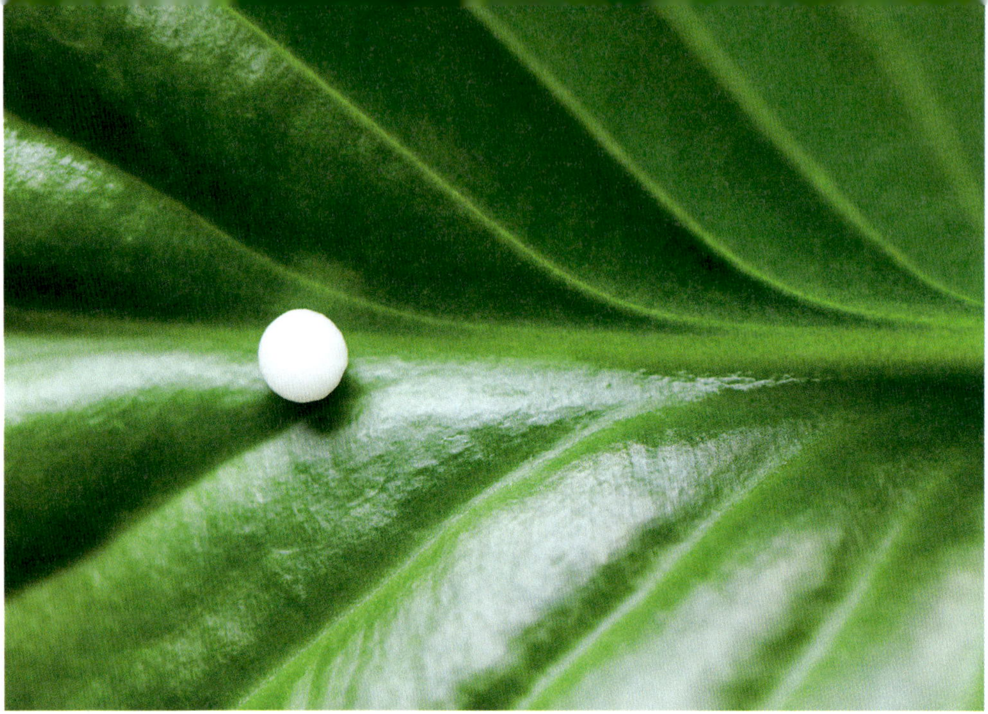

MIT HOMÖOPATHIE GEGEN HORMONELLE BESCHWERDEN

In diesem Kapitel erfahren Sie, wie Sie bioidentische Hormone (**siehe Seite 13**) anwenden. Außerdem stelle ich Ihnen Präparate vor, die die Hormondrüsen stimulieren und so zu deren geregelter Funktion beitragen.

In der Homöopathie ist schon lange bekannt, dass sich mit verschiedenen homöopathischen Mitteln der Hormonhaushalt beeinflussen lässt. Man denke nur an Sepia bei Problemen mit der Menstruation oder an Lachesis oder Cimicifuga als wichtige Mittel bei Wechseljahresbeschwerden.

Der Erste, der die Wirkung von homöopathischen Mitteln auf den Hormonhaushalt systematisch erforschte, war Dr. Franz Riedweg (**siehe Seite 20**). Als Ergebnis seiner Untersuchungen entwickelte er wirkungsvolle Mischungen aus verschiedenen Homöopathika, die er wie solche verdünnte und somit potenzierte. Dabei wählte er für seine Mittel die niedrige Potenz D4, um so noch die Inhaltsstoffe der Ausgangssubstanzen auf den Körper wirken zu lassen.

HOMÖOPATHISCHE ZUBEREITUNGEN VON DR. RIEDWEG

Mit seinen homöopathischen Mischungen gelang Dr. Riedweg eine Stimulation der Geschlechtsdrüsen, der Nebennieren und Hypophyse. Wie er mir mitteilte, wurden alle Wirkungen experimentell überprüft.
Die Zusammensetzung der drei apothekenpflichtigen Originalpräparate von Dr. Riedweg (Firma Steierl Pharma, Herrsching) ist die folgende:

- Phytocortal N: Bellis perennis D5, Chelidonium majus D5, Dioscorea villosa D5

Wirkung: Stimulation der Nebennieren, Regulation der Schilddrüsenfunktion

- Phyto-C: Juniperus sabina D5, Ocimum basilicum ex herba D5, Viscum album D5

Wirkung: Stimulation der Hypophyse, Förderung der körpereigenen Cortisolbildung, Regulation des Hormonhaushalts

- Phyto-L: Chelidonium majus D5, Silybum marianum D5, Vitex agnus castus D5

Wirkung: Stimulation der Hypophyse und der Keimdrüsen (Hoden, Eierstöcke), Regulation des Hormonhaushalts

Dosierung und Einnahmedauer

Um bei der Behandlung Ihrer Beschwerden Erfolg zu haben, empfiehlt Dr. Riedweg, die Präparate mindestens zwei Monate lang einzunehmen, und zwar dreimal täglich jeweils 50 Tropfen. Auf den Packungen der Steierl-Präparate wird eine niedrigere Dosierung angegeben, weil es bei homöopathischen Arzneimitteln seit einigen Jahren rechtlich vorgeschriebene Maximaldosierungen gibt. Diese wurden allerdings am Schreibtisch festgelegt und haben daher mit der praktischen Erfahrung nichts zu tun. Sie können also ohne Bedenken dreimal täglich 50 Tropfen einnehmen – bis zu zwölf Wochen lang.

SO GEHEN SIE IN DREI SCHRITTEN VOR

1. Schritt: Lassen Sie den Speicheltest machen (**Adressen, siehe Seite 139**). Im Befund ist genau aufgeschlüsselt, welche Hormone erniedrigt beziehungsweise erhöht sind.

2. Schritt: Je nach Befund wenden Sie das jeweilige Therapieschema an oder beide nacheinander (**siehe Seite 50**). Die drei Komponenten der Therapieschemata werden parallel eingenommen.

3. Schritt: Unterstützend können Sie entweder Schüßler-Salze einnehmen (**siehe Seite 52**), die Massage der Reflexzonen durchführen (**siehe Seite 74**) oder Heilpflanzenpräparate (**siehe Seite 58**) anwenden.

MEINE HOMÖOPATHISCHEN ZUBEREITUNGEN

Hormone zu geben, auch wenn sie homöopathisch verdünnt sind, ist nur vorübergehend sinnvoll. Langfristiges Ziel einer jeden Behandlung sollte sein, die normale Hormonproduktion wieder über eine Stimulation der Hormondrüsen zu erreichen. Dass das funktioniert, habe ich bei vielen Patienten festgestellt, die meine Therapieschemata angewendet haben (sowie die zusätzliche Stimulation der Reflexzonen durchgeführt haben, **siehe Seite 75**). In Zusammenarbeit mit einem Arzneimittelhersteller habe ich die Zusammensetzung der Präparate von Dr. Riedweg erweitert – dies geschah aufgrund neuer Erkenntnisse und eigener Erfahrungen. In der Praxis verordne ich seitdem nur noch diese Mischungen. Sie können aber auch die originalen Riedweg-Präparate einnehmen.

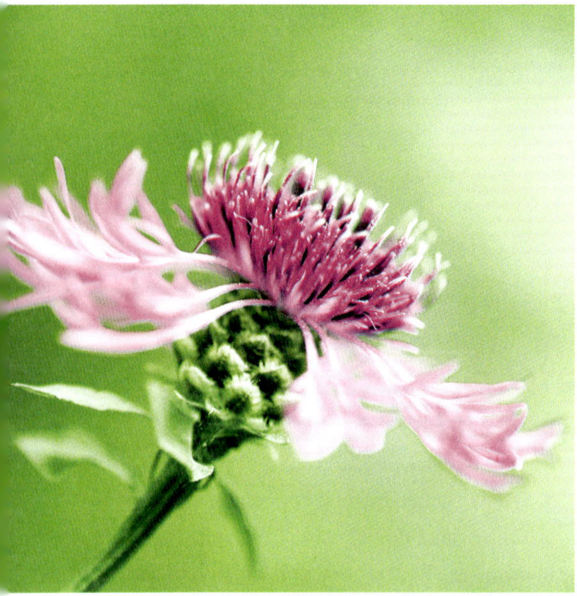

Die Mariendistel – ein wichtiger Bestandteil der homöopathischen Zubereitungen.

Die von mir entwickelten Präparate enthalten die unten genannten Bestandteile. Sie sind als alkoholische Auszüge (Hormoplexane ER 501, 502, 503) oder Globuli (Hormoplexane ER 1501, 1502, 1503) erhältlich und können nur über eine Apotheke bestellt werden (**siehe Seite 139**).

- Hormoplexan ER 501/ER 1501: Chelidonium majus D6, Carduus marianus D5, Agnus castus D5, Kreosotum D5, Pulsatilla D5, Cimicifuga racemosa D5, Rhodiola rosea Urtinktur

Wirkung: Stimulation der Hypophyse und der Keimdrüsen (Hoden, Eierstöcke), Regulation des Hormonhaushaltes

- Hormoplexan ER 502/ER 1502: Viscum album D5, Basilicum (Ocimum basilicum ex herba) D5, Juniperus sabina D5, Arsenicum album D6, Sarsaparilla D5, Rhodiola rosea Urtinktur

Wirkung: Stimulation der Hypophyse, Förderung der körpereigenen Cortisolbildung bei Nebennierenschwäche, die mit chronischen Beschwerden wie Allergien, Asthma, Rheuma, Abwehrschwäche einhergeht; Regulation des Hormonhaushaltes

- Hormoplexan ER 503/ER 1503: Bellis perennis D5, Chelidonium majus D6, Dioscorea villosa D5, Tetrajodthyroninum D8, Eleutherococcus senticosus Urtinktur

Wirkung: Stimulation der Nebennieren, Einsatz bei rheumatischen Erkrankungen, Leberschwäche, Erschöpfung oder Abwehrschwäche; Regulation der Schilddrüsenfunktion

Dosierung und Einnahmedauer

Nehmen Sie dreimal täglich 50 Tropfen bzw. 20 Globuli über mindestens zwei Monate ein (ich empfehle die Tropfen). Sollten mehrere Präparate erforderlich sein, werden sie nacheinander eingenommen. Falls die Einnahme von diesem Schema abweicht, wird dies bei den Beschwerden angegeben.

WENN SIE NICHT WEITERKOMMEN

Hin und wieder kommt es vor, dass noch Fragen oder Probleme bei der Anwendung auftreten, obwohl ich versucht habe, in diesem Ratgeber alles für die eigene Behandlung zu beschreiben. Ich empfehle Ihnen, dass Sie sich dann an einen Hormontherapeuten **(Adressen, siehe Seite 139)** oder bei allgemeinen Fragen an eine Hormonselbsthilfegruppe **(siehe Seite 139)** wenden.

BIOIDENTISCHE HORMONE BEI HORMONMANGEL

Was sich hinter bioidentischen Hormonen verbirgt, haben Sie bereits auf **Seite 13** gelesen. Homöopathisch aufbereitet, das heißt in der Potenz D4, werden sie von verschiedenen Apotheken hergestellt **(siehe Seite 139).** Sie sind in den Darreichungsformen Globuli, Tropfen und Creme erhältlich. Persönlich favorisiere ich die Cremes, denn die Wirkstoffe gelangen so am schnellsten über die Haut in den Körper. Sie umgehen außerdem den Verdauungstrakt und sind dadurch keinen natürlichen Abbauprozessen im Körper unterworfen, die die Wirksamkeit herabsetzen.

Achtung: Wenden Sie die Hormone zunächst nur für acht bis zwölf Wochen an, dann sollte eine Speichelkontrolle erfolgen und die weitere Dosierung an den tatsächlichen Bedarf angepasst werden.

Anwendung und Dosierung der Cremes

Die Cremes sind in Flaschen mit Dosierspendern erhältlich. Bei den Mengenangaben spreche ich von Hub, das heißt einmal auf den Spender drücken. Bei Flaschen ohne Spender entspricht 1 Hub 0,15 g Creme.

- Bei starken Abweichungen von den Normwerten (siehe Befund): 2-mal 3 Hübe bzw. 2-mal 0,45 g
- bei mittleren bis geringen Abweichungen von den Normwerten: 2-mal 2 Hübe bzw. 2-mal 0,30 g

Die Cremes werden – egal, um welche Beschwerden es sich handelt – auf Hautstellen aufgetragen, die die Wirkstoffe gut aufnehmen: zum Beispiel in der Ellenbeuge und Kniekehle, auf der Innenseite der Unter- und Oberarme sowie der Oberschenkel. Ziehen Sie zum Auftragen Einmalhandschuhe an, die Sie danach vernichten, damit Sie die Hormone nicht auf Gegenstände in Ihrer Umgebung übertragen und dadurch Personen mit den Hormonen in Berührung kommen, die sie nicht nötig haben. Weitere wichtige Hinweise zur Anwendung der D4-Hormone lesen Sie rechts unten.

Achtung: Manche Duschgels verschließen die Hautporen und stören so die Aufnahme der bioidentischen Hormone. Da dies schwer zu erkennen ist, empfehle ich, natürliche und biologische Duschgels zu verwenden (etwa von Weleda), da sie die Aufnahme der Wirkstoffe über die Haut nicht behindern.

Dosierung der Globuli

10 Globuli entsprechen 1 Hub bzw. 0,15 g Creme. Verlangt Ihr Befund zum Beispiel 2-mal 2 Hübe, so nehmen Sie 2-mal 20 Globuli ein.
Die Globuli können gelutscht werden, am besten vor oder zwischen den Mahlzeiten.

Dosierung der Tropfen

Bei den Tropfen gilt ähnlich wie bei den Globuli: 10 Tropfen entsprechen 1 Hub Creme. Die Tropfen können direkt auf die Zunge oder in ein Glas Wasser gegeben werden. Die Einnahme erfolgt am besten zwischen den Mahlzeiten.

HINWEISE FÜR FRAUEN

- Wenn Sie die »Pille« einnehmen oder eine Hormonspirale zur Verhütung eingesetzt bekommen haben, dürfen Sie keine bioidentischen Hormone zu sich nehmen, da das den Hormonkreislauf stört. In diesem Fall sollten Sie ausschließlich die homöopathischen Mischungen und Nahrungsergänzungen einnehmen.
- Alle, die direkt von Brustkrebs betroffen sind, sollten auf keinen Fall Hormone und bioidentische Hormone einnehmen.

Wichtige Hinweise zur Anwendung einiger Hormone

Bevor Sie bioidentische Hormone einnehmen, sollten Sie diesen Abschnitt aufmerksam lesen, weil er für einige Hormone Einschränkungen enthält. Bitte beachten Sie auch meinen Hinweis zum Pausieren (**siehe Info Seite 51**)!

- Estradiol D4: Alle Frauen, die noch nicht in der Menopause sind, müssen dieses Hormon entsprechend dem Menstruationszyklus einnehmen oder auftragen. Das bedeutet, dass Sie berücksichtigen müssen, wann natürlicherweise im Körper mehr Estradiol produziert wird. Das ist in der ersten Zyklushälfte der Fall. Deshalb dürfen Sie Estradiol nur vom 1. bis 13. Tag nach Einsetzen der letzten Blutung anwenden.

Dosierung: Der Normwert liegt bei einer Frau, die ihre Menstruation noch hat, in der zweiten Zyklushälfte bei 5–7 pg/ml.
Bei stark reduzierten Werten, zum Beispiel bei 1,2 pg/ml: 2-mal 3 Hübe (jeweils morgens und abends)
Bei einem mittleren Mangel, etwa bei 3,0 pg/ml: 2-mal 2 Hübe pro Tag
Frauen mit Kinderwunsch sollten Estradiol vom 1. Zyklustag (erster Tag der Monatsblutung) bis zum 13. Zyklustag anwenden.

- Progesteron D4: Progesteron wird zyklisch produziert. Deshalb sollten Frauen, die noch nicht in der Menopause sind, Progesteron nur zwischen dem 15. und 27. Tag des Menstruationszyklus anwenden.

Dosierung: Der Normwert liegt bei einer Frau, die ihre Menstruation noch hat, in der zweiten Zyklushälfte bei 280–330 pg/ml.
Bei stark reduzierten Werten, wie zum Beispiel 80 pg/ml, sollten 2-mal 3 Hübe genommen werden.
Bei weniger stark reduzierten Werten, wie zum Beispiel bei 150 pg/ml, genügen 2-mal 1–2 Hübe.
Frauen mit Kinderwunsch sollten Progesteron auch in der ersten Zyklushälfte einnehmen, wenn die Werte reduziert sind.

- Cortison D4 oder Hydrocortison (0,25 %, 0,5 %): Bei diesem Hormon ist keine zyklische Anwendung nötig. Allerdings sollten Sie es nur morgens und mittags anwenden, sonst kann der Körper abends schlecht abschalten, weil das Hormon anregend wirkt.

Dosierung: Tragen Sie je nach Mangel (siehe Befund) etwa 2 erbsengroße Cremestränge 1- oder 2-mal täglich auf.

- Estriol: Erfahrungsgemäß findet man hier den größten Mangel – sowohl bei Frauen als auch bei Männern.

Dosierung: Dieses Hormon wird durchgehend angewendet. Sie können in den ersten 14 Tagen dreimal zwei Hübe einreiben und dann auf vier über den Tag verteilte Hübe reduzieren. Sie merken auch an Ihren Schleimhäuten, ob Sie die Dosis verringern können, denn dann bessern sich Ihre Beschwerden.

EINNAHME IM SOMMER

Im Sommer werden vom Körper vermehrt Hormone gebildet, das gilt vor allem für Estradiol und Testosteron. Bei Temperaturen um 30 °C sollten Sie deshalb zusätzlich keine bioidentischen Hormone oder nur eine geringe Dosis davon anwenden.

BIOIDENTISCHE HORMONE BEI HORMONÜBERSCHUSS

Hormonelle Störungen können sich nicht nur in einem Mangel an Hormonen zeigen, sondern auch in einem Überschuss. Das bedeutet, dass die Normwerte überschritten

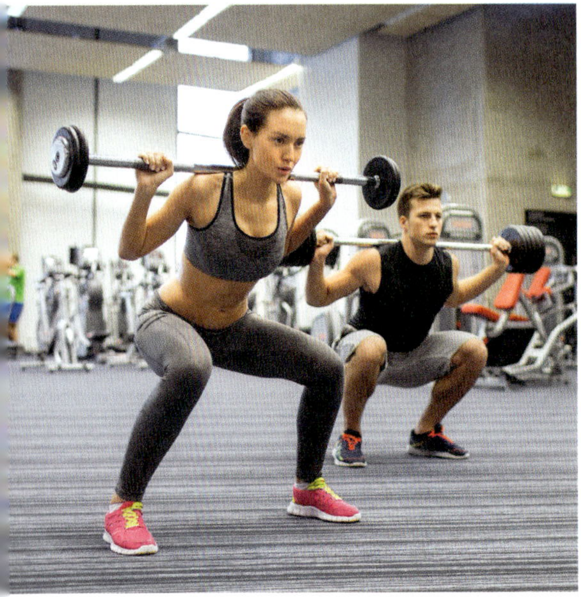

Leistungssport kann das Gleichgewicht zwischen den Hormonen durcheinanderbringen.

werden. Eine Ursache dafür kann die Östrogendominanz sein (**siehe Seite 13**). Eine weitere Ursache ist zum Beispiel der Leistungssport (**siehe Seite 95**). Er kann das gesunde Verhältnis von Testosteron zu den anderen Hormonen durcheinanderbringen.

In solchen Fällen ist es wichtig, neben den homöopathischen Mischungen und Nahrungsergänzungen das übermäßig vorhandene Hormon in einer höheren Verdünnung als bioidentisches Hormon anzuwenden.

Dadurch wird der Überschuss reguliert. Gute Erfahrungen habe ich in meiner Praxis mit der Potenz D6 gemacht. Aber auch die Potenz D12 wäre geeignet, wenn die Therapieergebnisse nach einer Kontrolluntersuchung unbefriedigend sind. Estradiol, Estriol, Cortisol, DHEA und Progesteron gibt es in der Potenz D6 (**Bezugsquellen, siehe Seite 139**).

Dosierung

Ist ein Hormon erhöht, dann wenden Sie es in der Potenz D6 oder höher (D8, D12) an:

- 3-mal 5 Globuli lutschen vor oder zwischen den Mahlzeiten
- 3-mal 5 Tropfen auf die Zunge geben zwischen den Mahlzeiten

Nach acht bis zwölf Wochen sollten Sie den Hormonstatus testen lassen.

MEINE THERAPIESCHEMATA

Aus meinen homöopathischen Hormonpräparaten und den bioidentischen Hormonen habe ich zwei Therapieschemata entwickelt, die auf die zu behandelnden Beschwerden ausgerichtet sind. Im Beschwerdenteil ab **Seite 89** finden Sie stets einen Hinweis, welches Schema in Betracht kommt. Die Schemata bestehen aus drei Komponenten:

- Die fehlenden Hormone werden als bioidentische Hormone in der Potenz D4 zeitlich begrenzt eingenommen, bei Überschuss in der Potenz D6 oder höher.
- Um die körpereigene Hormonproduktion zu stimulieren, kommen zusätzlich die homöopathisch potenzierten Hormonpräparate zum Einsatz.

- Um den Körper zu stärken und zu entlasten, kommen noch Nahrungsergänzungsmittel zum Einsatz: Adrenalis FA®, Balance FA® und Mentalis FM®. Sie bestehen aus Aminosäuren, Vitaminen, Mineralstoffen und pflanzlichen Extrakten, stärken und stimulieren die Hormondrüsen und liefern dem Körper wichtige Rohstoffe für die Produktion der Hormone.

Die drei Komponenten werden parallel eingenommen.

Wichtig: Beachten Sie bei der Einnahme der bioidentischen Hormone unbedingt die Einhaltung von Pausen (**siehe Tipp rechts**).

Therapieschema 1

Es dient der Stimulierung von Hypophyse und Geschlechtsdrüsen.

Bioidentische Hormone: Anwendung nach Speichelbefund

Homöopathische Hormonpräparate:

- Hormoplexan ER 501/ER 1501: 2 Flaschen, 3-mal täglich 25 Tropfen bzw. 20 Globuli – alternativ Phyto-L (**siehe Seite 45**), anschließend
- Hormoplexan ER 502/ER 1502: 1 Flasche, 3-mal täglich 25 Tropfen bzw. 20 Globuli – alternativ Phyto-C (**siehe Seite 45**), 3-mal täglich 50 Tropfen

Nahrungsergänzungsmittel: Für 2 Monate Balance FA®, 2-mal täglich 1 Tablette, anschließend über 4 Wochen Mentalis FM®, 2-mal täglich 1 Tablette

Anwendungszeit: 3 Monate

Wichtig: Die Einnahme der Nahrungsergänzungsmittel und homöopathischen Hormonpräparate kann jederzeit wiederholt werden. Bei chronischen Beschwerden ist eine längere Anwendung bis zu einem halben Jahr möglich und sinnvoll.

Therapieschema 2

Es dient der Stimulierung von Hypophyse und Nebennieren.

Bioidentische Hormone: Anwendung nach Speichelbefund

Homöopathische Hormonpräparate:

- Hormoplexan ER 502/ER 1502: 2 Flaschen, 3-mal täglich 25 Tropfen bzw. 20 Globuli – alternativ Phyto-C (**siehe Seite 45**), anschließend

UNBEDINGT PAUSEN EINLEGEN!

Wichtig ist, dass Sie bei der Einnahme der bioidentischen Hormone Pausentage einlegen, damit sich der Körper nicht an die Hormongabe gewöhnt und so weniger eigene Hormone produziert. Ziel ist es schließlich, die eigene Produktion zu stimulieren. Durch die Pausentage registriert der Körper den Mangel und produziert nach und nach mehr eigene Hormone. Setzen Sie die Anwendung daher an einem Tag in der Woche aus.

- Hormoplexan ER 503/ER 1503: 1 Flasche, 3-mal täglich 25 Tropfen bzw. 20 Globuli – alternativ Phytocortal N (**siehe Seite 45**), 3-mal täglich 50 Tropfen

Nahrungsergänzungsmittel: Für 2 Monate Mentalis FM®, 2-mal täglich 1 Tablette, anschließend über 4 Wochen Adrenalis FA®, 2-mal täglich 1 Tablette
Anwendungszeit: 3 Monate
Wichtig: Die Einnahme der Nahrungsergänzungsmittel und homöopathischen Hormonpräparate kann jederzeit wiederholt werden. Bei chronischen Beschwerden ist eine längere Anwendung bis zu einem halben Jahr möglich und sinnvoll.

DIE THERAPIE UNTERSTÜTZEN

Bei den Beschwerden ab **Seite 89** lesen Sie noch weitere Möglichkeiten, wie Sie Ihre Therapie unterstützen können. Dazu zählen hormonwirksame Heilpflanzen (**siehe Seite 58**), die Massage spezieller Reflexzonen (**siehe Seite 74**) und Schüßler-Salze.

Hilfreiche Schüßler-Salze

Schüßler-Salze sind homöopathisch aufbereitete Mineralstoffe (**Literatur, siehe Seite 138**), die im Körper Beschwerden lindern, heilen und physiologische Funktionen wieder ins Lot bringen. Bei den Beschwerden ab **Seite 89**

HORMONWIRKSAME SCHÜSSLER-SALZE

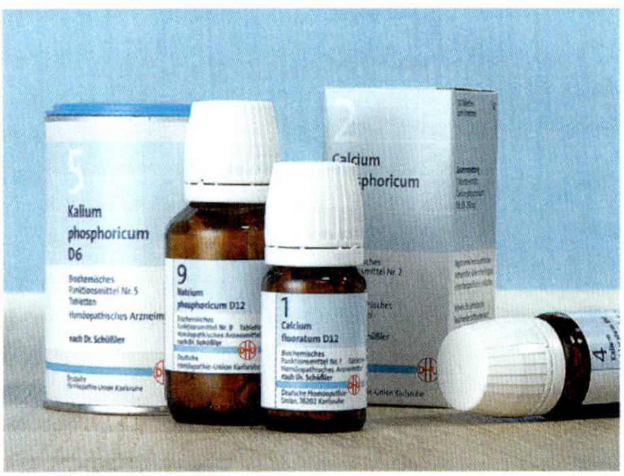

- Kaliumsalze, etwa Nr. 4 Kalium chloratum oder Nr. 5 Kalium phosphoricum, regeln mit Cortisol die Wasserausscheidung.
- Das Zinksalz Nr. 21 Zincum chloratum ist an der Hormonproduktion und -steuerung im Gehirn beteiligt.
- Kalziumsalze, wie Nr. 1 Calcium fluoratum, Nr. 2 Calcium phosphoricum oder Nr. 12 Calcium sulfuricum, aktivieren die Sekretion der Hormone in den Zellen.
- Das Kupfersalz Nr. 19 Cuprum arsenicosum beeinflusst Schilddrüse, Bauchspeicheldrüse und Wachstumsprozesse. Cortisolmangel kann auch mit einem gestörten Kupferhaushalt zusammenhängen.
- Phosphatsalze, wie Nr. 7 Magnesium phosphoricum, Nr. 2 Calcium phosphoricum oder Nr. 9 Natrium phosphoricum, bewirken, dass die Nebenschilddrüsen vermehrt Hormone abgeben.

Es ist jeweils nur eines der Salze nötig. Nehmen Sie 3-mal 2 Tabletten über den Tag verteilt ein.

habe ich daher auch die jeweils passenden Schüßler-Salze angegeben.

So werden Schüßler-Salze dosiert: Bei chronischen Beschwerden nehmen Jugendliche und Erwachsene 3 bis 6 Tabletten über den Tag verteilt ein. Lassen Sie dabei immer nur eine Tablette im Mund zergehen. Bei akuten Beschwerden werden die Salze häufiger eingenommen, zum Beispiel in den ersten Stunden 1 Tablette viertelstündlich, dann halb- bis einstündlich 1 Tablette.

Ist mehr als eine Potenz angegeben, gehen Sie wie folgt vor: Nehmen Sie wechselweise bis zum Abklingen der Beschwerden jede Potenz vier Wochen lang; dann beginnen Sie wieder von vorn, sofern noch erforderlich.

Heiße Sieben: Diese Einnahmeform empfehle ich bei heftigen Beschwerden. Das bedeutet, dass Sie 10 Tabletten mit heißem Wasser übergießen, etwas abkühlen lassen und die Lösung dann schluckweise warm trinken (jeden Schluck etwas einspeicheln).

Neben den Schüßler-Salzen gibt es die Bicomplexe von Dr. med. Konrad Grams (1878–1947). Grams entwickelte spezielle Mischungen von Schüßler-Salzen in einer Tablette, zum Beispiel Bicomplex Nr. 7 für den Hormonhaushalt. Von den Bicomplexen werden dreimal täglich zwei Tabletten eingenommen.

Hilfreiche Lebensmittel

Schon vor Jahrzehnten beschäftigten sich Ärzte und Ernährungstherapeuten damit, wie Nahrungsmittel unsere Gesundheit beeinflussen können. Einer der ersten war der amerikanische Naturheiler und Autor mehrerer Bücher der Reformbewegung und gesunden Ernährung, Carlson Wade (1928–1993). In seinem Buch »Natürliche Hormone. Geheimnis jugendlicher Gesundheit« beschrieb er Lebensmittel, die hormonähnlich wirken. Weitere amerikanische Autoren wie Adele Davis, Jean Carper, Selene Yeager (**Literatur, siehe Seite 138**) und der deutsche Buchautor Armin Karl von Grüner werteten wissenschaftliche Untersuchungen und Erfahrungen der Volksheilkunde über die Nahrung als Heilmittel aus. Ich möchte Ihnen diese Erkenntnisse nicht vorenthalten. In der Innenklappe finden Sie Nahrungsmittel, die die im Buch genannten Hormone beeinflussen. Auch bei vielen Beschwerden ab **Seite 89** nenne ich Nahrungsmittel, die entweder den Hormonhaushalt regulieren und stimulieren oder die bei diesen Beschwerden hilfreich sind.

Vitalstoffe pushen die Hormonproduktion

Unter Vitalstoffen versteht man Aminosäuren, Vitamine, Mineralstoffe und Pflanzenextrakte. Welche Wirkung sie haben können, ersehen Sie aus der Tabelle auf der nächsten Seite. Alle Wirkstoffe sind in den von mir empfohlenen Präparaten Mentalis FM®, Adrenalis FA® und Balance FA® enthalten. Sie sind je nach Zusammensetzung für Nebennieren und Geschlechtsdrüsen sowie gegen die Folgen von Stress wichtig.

HORMONWIRKSAME VITALSTOFFE

Vitalstoffe	Wirkung	Funktion
B-Vitamine: B_1, B_2, B_6, B_{12} (Apotheke; enthalten etwa in Eiern, Bierhefe, Vollkorn)	Antistress-Vitamine, bei chronischem Stress ist ein erhöhter Bedarf erforderlich	Anregung der körpereigenen Hormonproduktion
Folsäure (Apotheke)	gegen Stress	siehe oben
Vitamin C (enthalten etwa in Zitrusfrüchten, Sanddorn, Paprika)	gut für Abwehr, Gefäßschutz, gegen Müdigkeit	siehe oben
Aminosäuren Tryptophan, Arginin, Glutamin, Tyrosin (Apotheke)	wichtige Botenstoffe fürs Gehirn, sie regulieren die Funktion des Nervensystems und das Zellwachstum	siehe oben
Aminosäure Tyrosin (Apotheke)	hilft bei Stress und ist wichtig für die Gemütsverfassung; hilft bei Depressionen und chronischer Müdigkeit	Synthese der Neurotransmitter Adrenalin, Noradrenalin, Dopamin; Synthese des Schilddrüsenhormons Thyroxin
Zink (Apotheke; enthalten etwa in Austern, Meeresfrüchten, Vollkornprodukten, Fleisch)	wichtig für Haut, Haare und Abwehr; Co-Faktor im Enzymgeschehen und für die Proteinsynthese, deshalb wichtig für den Hormonstoffwechsel	Synthese der Neurotransmitter Adrenalin, Noradrenalin, Dopamin; Synthese von Schilddrüsen-, Wachstums- und Sexualhormonen, Insulin
Rosenwurz (Apotheke)	hilft bei Stress, Potenzstörungen und verminderter geistiger Leistung	Regulation des Hormonstoffwechsels im Gehirn
Extrakt aus Cranberrys (Apotheke/Reformhaus)	stärkt und schützt den Harntrakt vor Infektionen (etwa bei Estriolmangel mit Schleimhauttrockenheit); beeinflusst die Schleimhäute der Blase (wichtig bei Frauen in den Wechseljahren) und wirkt Entzündungen, z. B. infolge von trockener Schleimhaut, entgegen	Stimulierung des Hormonstoffwechsels

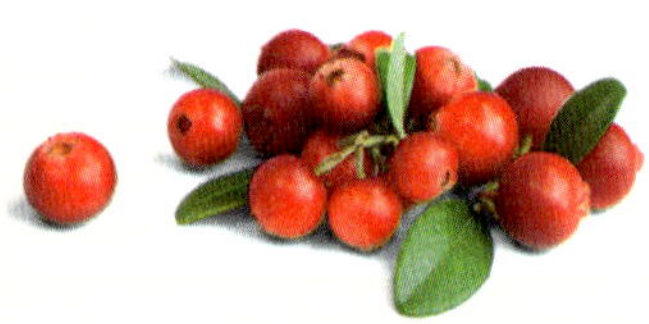

Vitalstoffe	Wirkung	Funktion
Extrakt aus der Yamswurzel – Inhaltsstoff Diosgenin (Apotheke)	Vorstufe des Progesterons, die der Körper umbauen kann; kann die körpereigene DHEA-Ausschüttung stimulieren	Stimulierung des Hormonstoffwechsels
Extrakt aus der Macawurzel (Apotheke)	stärkt die Psyche, fördert die Libido, steigert die körperliche und geistige Leistung, verbessert den Schlaf, hilft bei Angst und Stress	siehe oben
Extrakt aus Guarana (Apotheke)	wirkt der stressbedingten Erhöhung der Cholesterinwerte entgegen und wirkt leistungssteigernd	siehe oben
Aminosäure Tryptophan (Apotheke; enthalten etwa in Bananen, Walnüssen, Feigen, Mangos, Tomaten, Hafer und Fisch)	Vorstufe für die Bildung von Serotonin und Melatonin; Serotonin ist ein Botenstoff, der die Darmpassage beschleunigt, die Muskelspannung verändert und die Gefäße erweitert oder verengt (je nach Dosis)	Synthese von Serotonin und Melatonin 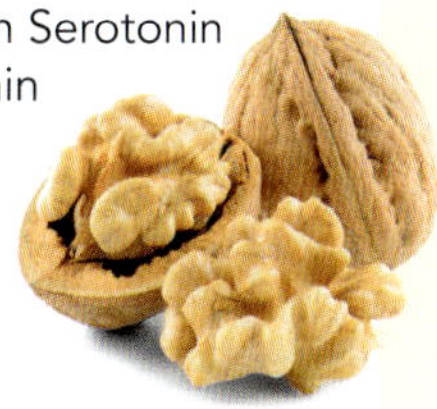
Aminosäure Tyrosin (Apotheke)	Vorstufe der Neurotransmitter Dopamin und Noradrenalin; diese wirken positiv auf die Gemütsverfassung, hemmen Depressionen, chronische Müdigkeit und stärken die Schilddrüse	Synthese von Dopamin und Noradrenalin
generell Aminosäuren (Apotheke)	stellen das Gleichgewicht, das durch Krankheit, Stress und Sport aus dem Lot geraten kann, wieder her	Beeinflussung der Hormonsynthese
Aminosäure und Neurotransmitter Glutaminsäure (Apotheke)	hilft mit bei der Entgiftung und unterstützt die Biosynthese; hilft bei Konzentrations- und Merkstörungen und fördert die geistige Leistung	Beeinflussung des Zentralnervensystems
Phosphatidyl (Hauptbestandteil der inneren Zellmembranschicht), enthalten in Sojabohnen oder Nahrungsergänzungsmitteln	wirkt auf die Erregungsleitung der Nerven und macht die Zellmembran durchlässiger für Biostoffe	erhöht die Dopamin-Ausschüttung, macht die Zellmembranen elastischer und verbessert so ihre Funktion; vermindert das Risiko, an Alzheimer zu erkranken

WAS VOR DER BEHANDLUNG WICHTIG IST

Keine Hormonbehandlung kann erfolgreich sein, wenn die Leber sowie die Ausscheidungsorgane Darm, Nieren und Lymphsystem nicht einwandfrei funktionieren. Bei den homöopathischen Mischungen sind mit Schöllkraut und Mariendistel bereits die zwei wichtigsten leberwirksamen Pflanzen enthalten. Im Folgenden habe ich zusammengefasst, was Sie selbst tun können, um die Funktion dieser Organe zu stärken. Die Maßnahmen können Sie ohne Aufwand während Ihrer Behandlung umsetzen.

Hilfreich für die Leber

Die Leber ist ein äußerst wichtiges Organ im Hormongeschehen, da sie einerseits Vorstufenhormone in aktive Hormone umbaut und andererseits Hormone, die ihren Dienst getan haben, abbaut. Ist sie nicht gesund, treten hormonbedingte Stimmungsschwankungen und Zyklusstörungen auf.
Sie unterstützen die Leber, wenn Sie beim Essen auf Bitterstoffe achten, indem Sie zum Beispiel gezielt bittere Lebensmittel wie Radicchio, Chicorée oder Artischocken in Ihren Speiseplan einbauen. Auch Schwarzrettich und Löwenzahnsaft fördern die Aktivität und Entgiftungsleistung der Leber, ebenso Leber-Galle-Tees (Apotheke / Reformhaus, zuzubereiten und einzunehmen nach Packungsanleitung). Meinen Patienten empfehle ich gern stärkende Präparate der heiligen Hildegard von Bingen (1098–1179), die im Mittelalter lebte. Für die Leber empfahl sie Maroni-Honig und Wein aus Hirschzungenfarn (**Bezugsquellen, siehe Seite 139**). Damit die Leber in ihrer Hochphase (von 1 bis 3 Uhr nachts nach der chinesischen Organuhr) gestärkt wird, rate ich zu einem Leberwickel vor dem Schlafengehen. So geht's: Legen Sie ein feuchtheißes Tuch unterhalb des rechten Rippenbogens auf den Bauch, darüber legen Sie ein trockenes Tuch und eine Wärmflasche. Lassen Sie den Wickel 15 Minuten lang liegen, dann nehmen Sie ihn weg. Nun können Sie entspannt schlafen. Machen Sie über zehn Tage jeden Abend einen Leberwickel. Sie werden sich morgens wie neugeboren fühlen!

HORMONSTÖRUNGEN BEI KINDERN

Kinder können ebenso wie Erwachsene auf natürliche Art bei hormonellen Störungen behandelt werden. Allerdings muss die Dosierung dem Alter, den Beschwerden und dem Befund präzise angepasst werden. Deshalb ist es schwer, in diesem Buch eine pauschale Empfehlung für die Behandlung von Kindern zu geben. Ich rate Ihnen, Ihr Kind einem Hormontherapeuten (**Adressen, siehe Seite 139**) vorzustellen und die Therapie mit diesem individuell zu besprechen.

So stärken Sie den Darm

Um dies zu erreichen, sollten Sie immer wieder mal eine Kur mit probiotischen Bakterien einlegen. Es gibt in der Apotheke oder im Reformhaus verschiedene Präparate dafür. Allerdings können Sie auch täglich drei Esslöffel rohes Sauerkraut essen. Es enthält darmwirksame Laktobazillen. Die grobstofflichen Fasern wirken außerdem als »Darmputzer«. Hildegard von Bingen empfiehlt Muskatellersalbei oder Sanikelwein (**Bezugsquellen, siehe Seite 139**) zur Darmstärkung. Sanikelwein ist auch bei Reizdarm und Magenschleimhautbeschwerden sehr gut geeignet. Weitere Nahrungsmittel, die die Darmfunktion verbessern und bei Verstopfung und Verdauungsstörungen wie Völlegefühl und Blähungen helfen, sind Feigen, Ananas, Äpfel, Birnen (nur gekocht), Mirabellen, Mispeln, Rhabarber, Weintrauben, Bohnen, Karotten, Hafer, Gerste und Weizenkleie (beugt Divertikeln vor).

Die Nierenfunktion anregen

Die Nieren filtern das Blut und scheiden harnpflichtige Substanzen (das sind körpereigene Abfallstoffe, die mit dem Urin ausgeschieden werden) aus. Die Nieren durchspülend wirken Heiltees aus Goldrutenkraut, Zinnkraut, Birkenblättern und Brennnesselblättern und -wurzeln. Auch Pflanzenpresssäfte (Brennnessel, Birke) sind hilfreich (aus der Apotheke, einzunehmen nach Packungsanleitung). Hildegard von Bingen empfiehlt für die Nieren Wermut- und Klettenwein sowie Ölblattsalbe (**Bezugsquellen, siehe Seite 139**). Cranberry-Früchte stärken ebenfalls die Nieren. Artischocken, Kohlrabi, Mais, Pastinaken, Schwarzwurzeln, Melonen, Pfirsiche, Preiselbeeren, Fisch und Reis fördern ihre Funktion.

Den Lymphfluss fördern

Lymphe ist die in den Lymphgefäßen enthaltene Flüssigkeit, sie dient der Zell- und Gewebsernährung und dem Transport der Lymphozyten (Abwehrkörper). Körperliche Bewegung wie Gymnastik regt den Lymphfluss an, auch Massagen oder Lymphdrainage sowie tägliches Trampolinspringen.

Ich empfehle meinen Patienten gern das Salz-Sitzbad zur Anregung des Lymphflusses: Geben Sie 500 Gramm Meer- oder Steinsalz in eine Sitzbadewanne und füllen das Becken mit 36 bis 40° warmem Wasser (je nach Verträglichkeit) bis zum Bauch auf. Bleiben Sie fünf Minuten sitzen – der Körper beginnt zu schwitzen. Ist das nicht der Fall, ist der Lymphfluss blockiert. Dann wiederholen Sie das Bad nach zwei Tagen und eventuell so oft, bis Ihr Körper schwitzt. Nach dem Bad ziehen Sie sich warm an, ohne sich abzutrocknen, denn der Körper darf nicht abkühlen, und gehen ins Bett. Dieses Salzbad können Sie einmal wöchentlich anwenden.

Wassertrinken regt den Lymphfluss an. Eine Faustregel lautet: je Kilogramm Körpergewicht 30 Milliliter Wasser. Wiegen Sie 60 kg, dann sollten Sie 1,8 Liter pro Tag trinken.

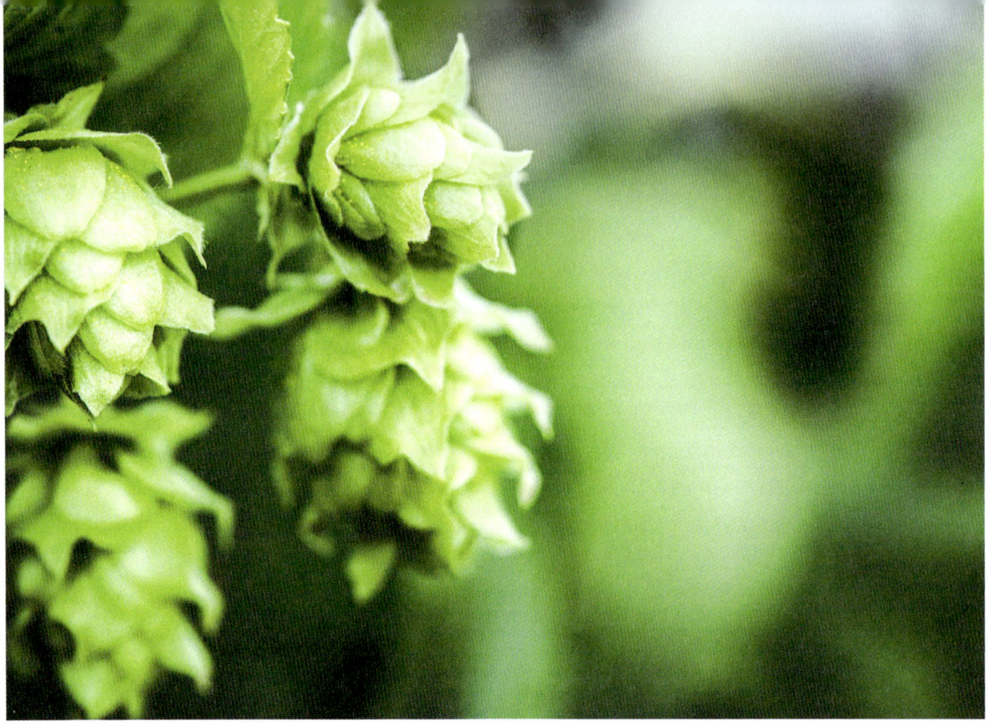

PFLANZEN, DIE DEN HORMONHAUSHALT STIMULIEREN

Inzwischen haben Sie verschiedene Möglichkeiten und Heilmittel kennengelernt, die Ihren Hormonhaushalt regulieren und stimulieren. Es gibt aber auch Pflanzen, deren Inhaltsstoffe hormonähnliche Wirkung haben. Einige möchte ich Ihnen in diesem Kapitel vorstellen. Die meisten sind als Fertigpräparate in Apotheken erhältlich. Von einigen nenne ich Ihnen auf **Seite 139** Bezugsquellen.

Halten Sie sich bitte bei der Dosierung der Präparate an die Anweisung auf der Packungsbeilage – bei manchen Präparaten habe ich Empfehlungen angegeben. Von etlichen Pflanzen gibt es keine Präparate. Wegen ihrer hormonähnlichen Wirkung sollten die Heilpflanzen wie die bioidentischen Hormone maximal über einen Zeitraum von zwei bis drei Monaten eingenommen werden, da sie keine Lebens- und Genussmittel, sondern Arzneimittel sind!

HEILPFLANZEN, DIE CORTISOL BEEINFLUSSEN

Weitere Informationen zum Nebennierenhormon Cortisol siehe **Seite 24.**

SÜSSHOLZ

Süßholz *(Glycyrrhiza glabra)* gehört zu den Schmetterlingsblütlern *(Faboideae)*. Seinen Geschmack kennt fast jeder von Lakritze. Zur Herstellung der Präparate wird die Wurzel verwendet. Ihre Inhaltsstoffe regen die Nebennieren zur Produktion von Hydrocortison an und wirken dadurch entzündungshemmend. Außerdem verzögern sie den Abbau von Cortisol, wodurch es dem Körper länger zur Verfügung steht.

Präparate: Süßholzsaft Jura®, 2-mal ½ Teelöffel; Süßholzwurzelpulver® (Jura), 1- bis 3-mal 1 Messerspitze über das Essen streuen. Auch über Lakritze (enthält Süßholzsaft) nimmt man Süßholz auf.

Achtung: Nehmen Sie Süßholzpräparate nicht länger als sechs Wochen ein!

GINSENG

Von Ginseng *(Panax ginseng)*, einem Araliengewächs, wird die Wurzel verwendet. Er wirkt immunstimulierend, krebshemmend, senkt den Alkoholspiegel im Blut und stärkt das Herz. Neuere Untersuchungen haben gezeigt, dass einige der Inhaltsstoffe (Ginsenoside) körpereigenen Stresshormonen ähneln und über das Nervensystem auf Hypothalamus, Hypophyse und Nebennieren wirken. Ginseng-Extrakte vermögen deshalb die Stressfähigkeit zu steigern.

Präparate: Ardey-aktiv Pastillen® (Ardeypharm), 2- bis 3-mal 1 Pastille; Ginseng-Pulver IL HWA® (Allcura), 2-mal 1 Messlöffel täglich.

WEITERE CORTISOL-WIRKSAME PFLANZEN

Juckbohne *(Mucuna pruriens)*: harmonisiert aufgrund des Dopamins den Hormonhaushalt, stabilisiert das Immun- und das Herz-Kreislauf-System, stimuliert die Nebennieren

Schlafbeere *(Withania somnifera)*, im Ayurveda »Ashwaghanda«: stimuliert die Nebennieren, stärkt das Immunsystem, regt die Schilddrüsentätigkeit an

Weitere Pflanzen, die die Nebennierentätigkeit stimulieren, sehen Sie auf **Seite 60.**

SCHWANGERSCHAFT UND STILLZEIT

Erkundigen Sie sich bei allen hier vorgestellten Heilpflanzen und den daraus bereiteten Präparaten bei Ihrem Arzt, Heilpraktiker oder Apotheker, ob Sie die Heilpflanzen während der Schwangerschaft und Stillzeit einnehmen dürfen!

NEBENNIERENANREGENDE PFLANZEN

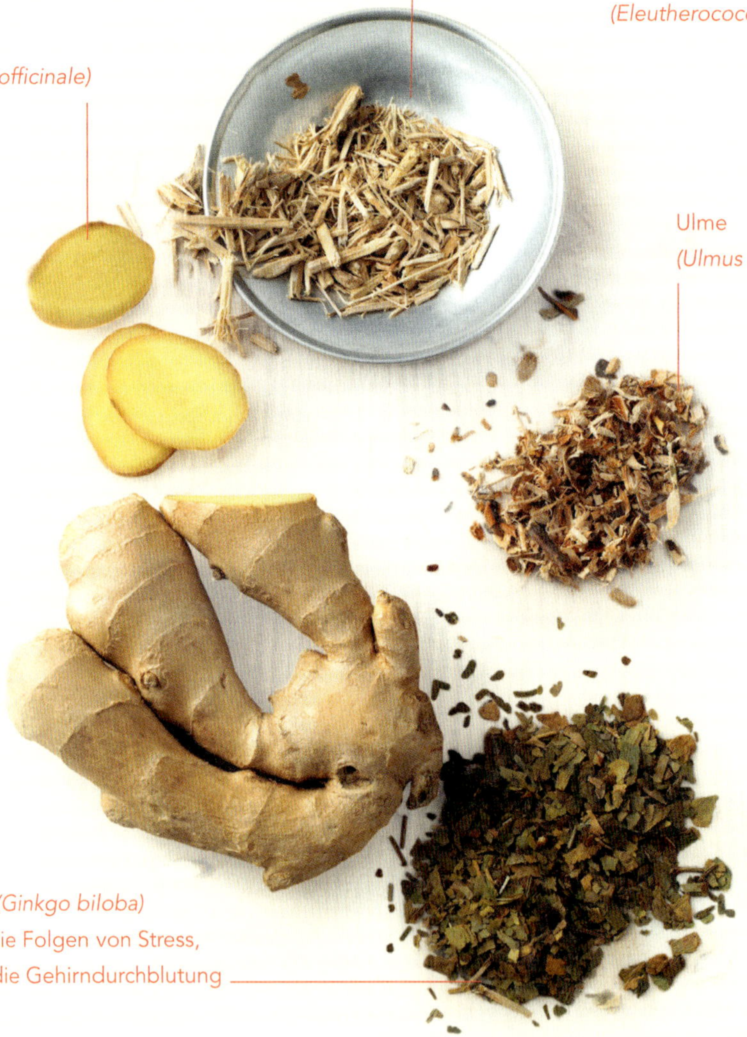
Sibirischer Ginseng
(Eleutherococcus senticosus)
Ingwer
(Zingiber officinale)
Ulme
(Ulmus campestris)
Ginkgo *(Ginkgo biloba)*
lindert die Folgen von Stress,
fördert die Gehirndurchblutung

HEILPFLANZEN, DIE WIE ESTRADIOL WIRKEN

Weitere Informationen zum Geschlechtshormon Estradiol siehe **Seite 27.**

Achtung: Sie dürfen Estradiol-wirksame Präparate nicht anwenden, wenn Sie bereits Brust- oder Unterleibskrebs hatten oder gefährdet sind!

BRENNNESSEL

Die Brennnessel *(Urtica dioica)* war bereits in der Antike als Heilpflanze geschätzt. Der römische Dichter Ovid beschreibt den Einsatz ihrer Samen zur Steigerung der Liebeskraft. Nach Ruth Sophie Knaak, Autorin mehrerer Gesundheitsratgeber, wirken die Samen Estradiol-ähnlich. In ihrem Buch über die Prostata (**siehe Seite 138**) schreibt sie, dass sie in Selbstversuchen eine starke Östrogenwirkung erzielte. Wichtig ist, dass die Samen keimfähig sind und nicht länger als ein Jahr seit der Ernte gelagert wurden. Die hormonähnliche Wirkung beruht vermutlich auf den Phytosterolen. Die Wirkung der Samen ist noch nicht erforscht.

BRENNNESSELSAMEN UND EIGELB

Ruth Sophie Knaak (siehe links) schwört auf Brennnesselsamen, die zusammen mit einem weich gekochten Eidotter (enthält Vitamin A) morgens und abends verzehrt werden sollen. Zusätzlich ist in einen Naturjoghurt eingerührte Bäckerhefe, mittags gegessen, nötig. Mit dieser Mischung konnte sie vielen Menschen mit hormonellen Problemen helfen. Erstmals setzte sie diese Kombination bei einem Freund ein, der aufgrund einer gutartigen Prostatavergrößerung nicht mehr Wasser lassen konnte, aber eine Therapie in einer Klinik ablehnte. Es gelang ihr, dass die Prostata des Freundes über Nacht abschwoll. Ihr Vorgehen und die medizinischen Hintergründe dazu können Sie in ihrem Buch nachlesen (**siehe Seite 138**).

HOPFEN

Der Hopfen *(Humulus lupulus)* ist eine bis sieben Meter hoch wachsende Kletterpflanze. Verwendet werden vor allem die frischen Hopfenzapfen, die weiblichen Fruchtstände. Sie haben einen hohen Anteil an pflanzlichen Hormonen, die dem Estradiol ähnlich sind. Dies wurde in den 1960er-Jahren beobachtet, als junge Hopfenpflückerinnen verfrüht ihre Menstruation bekamen. Bei Männern können diese Inhaltsstoffe zu sexueller Unlust führen. Deshalb war Hopfen bereits im Mittelalter bei den Mönchen geschätzt. In Fertigpräparaten, Hopfenzapfen-Tee oder Bier ist der Gehalt an pflanzlichen Hormonen geringer als im frischen Hopfen, im Bier aber höher als in manchen Fertigpräparaten.

Präparate: Hopfenzapfen-Tee (1–2 g auf eine Tasse heißes Wasser, 10 Minuten ziehen lassen, 2 Tassen vor dem Schlafengehen trinken); Hopfen-Extrakt Tropfen® (Vital Nutrition)

RHABARBER

Rhabarber, ein Knöterichgewächs, stammt aus den Hochgebirgen Nordwestchinas und Tibets. Verwendet wird der fleischige Wurzelstock.

- Medizinalrhabarber *(Rheum palmatum/ Rheum officinale)*: Seine Inhaltsstoffe wirken Östrogen-ähnlich. In der chinesischen Medizin wird die Wurzel schon seit über 2000 Jahren bei schmerzhafter und ausbleibender Regelblutung eingesetzt. Bei uns ist die Rhabarberwurzel hauptsächlich als abführendes Mittel im Gebrauch.

Präparate: Rhabarberwurzel-Extrakt (Apotheke) für die Teezubereitung: 1–2 g mit 200 ml kochendem Wasser überbrühen, 10 Minuten ziehen lassen, dann abseihen. Sie sollten maximal 1 Tasse pro Tag trinken, denn der Tee wirkt abführend!

- Sibirischer Rhabarber *(Rheum rhaponticum)* ist mit dem Medizinalrhabarber verwandt. Er weist in der Wurzel den Stoff Rhapontizin, ein Stilbenglykosid, auf. Dieser Inhaltsstoff wirkt wie Östrogen und ist deshalb sehr hilfreich bei Wechseljahresbeschwerden. Er ähnelt in seiner Struktur einem chemisch hergestellten Stoff mit Östrogenwirkung, dem Diäthylstilböstrol (DES).

Präparat: femi-loges® Tabletten (Loges)

Achtung: Der gewöhnliche Gartenrhabarber besitzt keine Heilwirkung.

ROTKLEE

Rotklee *(Trifolium pratense)* wächst bei uns auf Wiesen und Weiden. Medizinisch verwendet werden die Blüten und das blühende Kraut. Für die Estradiolwirkung sind Isoflavone verantwortlich. Rotklee ist in vielen Präparaten für die Wechseljahre enthalten, da die Isoflavone vom Körper in bioidentisches Estradiol umgebaut werden und den Mangel an Östrogenen in den Wechseljahren ausgleichen (dennoch ist aber ebenso Progesteron wichtig). Bei Schafen, die viel Rotklee gefressen haben, wirkt er empfängnisverhütend.
Präparate: Menoflavon® (PASCOE), 1- bis 2-mal 1 Kapsel; Doppelherz Meno Rotklee Kapseln® (Queisser), 1-mal 1 Kapsel

SOJA

Soja *(Glycine max)* wurde bereits etwa 3000 vor Christus von den Chinesen angebaut. Der bis zwei Meter hoch rankende, weiß oder violett blühende Schmetterlingsblütler zählt zu den ältesten Kulturpflanzen der Erde. Soja enthält Estradiol-ähnlich wirkende Isoflavone (Phytoöstrogene) und ist in vielen Präparaten für die Wechseljahre enthalten, da sie die unangenehmen Begleitsymptome verringern, außerdem die Mineralisierung der Knochen erhöhen. Vegetarier, die viele sojahaltige Nahrungsmittel verzehren (etwa Tofu), nehmen ständig Phytoöstrogene auf. Langfristig

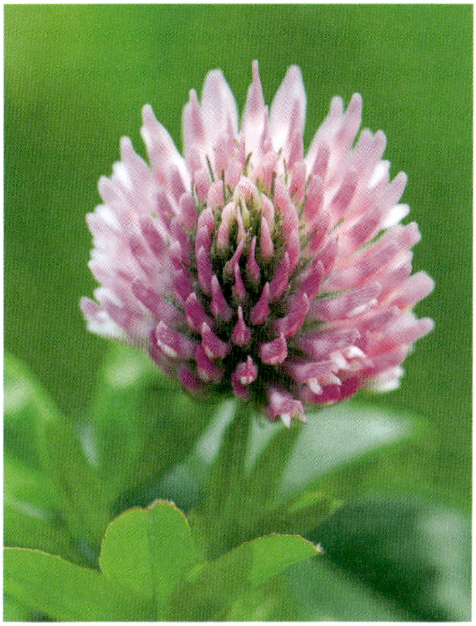

Rotklee lindert dank seiner Estradiol-wirksamen Inhaltsstoffe Wechseljahresbeschwerden.

kann dies zu hormonellen Störungen führen – zum Beispiel der Schilddrüse, die sich sowohl als Über- wie auch als Unterfunktion äußern können. Das Bundesinstitut für Risikobewertung (BfR) warnte deshalb in einer Veröffentlichung in *Focus Online* am 21. 11. 2007 davor, Isoflavone, wie sie in Soja vorkommen, isoliert (beispielsweise in Kapseln) einzunehmen. Gegen eine vorübergehende Einnahme von zwei bis drei Monaten spricht meiner Meinung nach aber nichts. Beachten Sie jedoch, dass der langfristige Verzehr von Soja, obwohl es ein Lebensmittel ist, zu Schilddrüsenproblemen führen kann.

SÜSSHOLZ

Die Wurzel von Süßholz (*Glycyrrhiza glabra*) enthält Isoflavone mit einem Estradiol-ähnlichen Effekt und wird Frauen deshalb zur Förderung der Menstruation und Milchbildung empfohlen. Auch für Männer ist die Wurzel bei Potenzstörungen wirkungsvoll, da sie den Testosteronhaushalt reguliert.
Präparate: siehe **Seite 59**

TRAUBENSILBERKERZE

Den Wurzelstock der Traubensilberkerze *(Cimicifuga racemosa)*, ein Hahnenfußgewächs Nordamerikas, setzten bereits die Indianer gegen Frauenleiden ein. Er enthält Estradiol-ähnlich wirkende Triterpenglykoside, die sich besonders bei solchen Problemen günstig auswirken, die auf einem unausgeglichenen Verhältnis von Progesteron und Estradiol beruhen, etwa beim Prämenstruellen Syndrom (PMS), bei schmerzhafter und unregelmäßiger Menstruation sowie bei körperlichen, psychischen und neurovegetativen Beschwerden in den Wechseljahren. In Studien, etwa von Prof. G. Warnecke aus dem Jahr 1985 (erschienen in der Zeitschrift »Medizinische Welt« 36), zeigten Cimicifuga-Präparate eine den körpereigenen Hormonen gleichwertige Wirkung.
Präparate: Cimicifuga-ratiopharm®, Cimicifuga AL® (Apotheke)
Wichtig: Die Einnahme von Traubensilberkerze-Präparaten ist auch Tumorpatientinnen ohne Einschränkungen möglich.

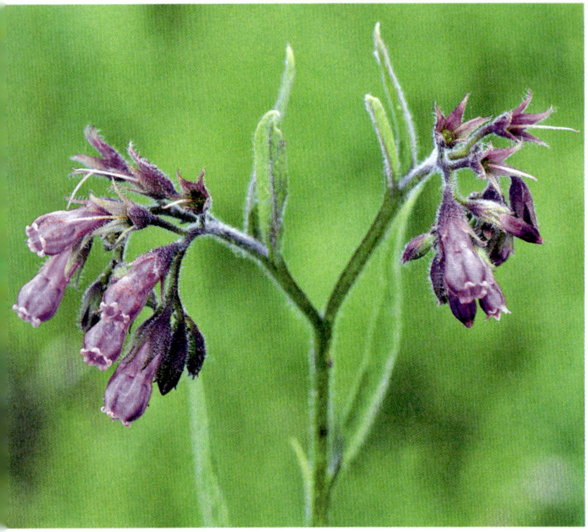

Beinwell beeinflusst den Estriolwert und hilft so bei Problemen mit trockenen Schleimhäuten.

HEILPFLANZEN MIT ESTRIOLWIRKUNG

Weitere Informationen zum Schleimhauthormon Estriol siehe **Seite 29.**

BEINWELL

Beinwell *(Symphytum officinale)*, ein Borretschgewächs, ist schwach lebergiftig. Medizinisch genutzt wird die Wurzel. Inhaltsstoffe der Wurzel sollen Estriol-ähnlich wirken (nach Erfahrungen von Speicheltest-Labors und der Hormonselbsthilfe), sie können den Estriolwert anheben und Mangelbeschwerden (**siehe Seite 29**) ausgleichen.

Präparate: Sie sind nur in Salbenform erhältlich, sollten aber nicht länger als sechs Wochen pro Jahr angewendet werden, etwa Kytta-Balsam® (Apotheke). Wegen der Giftwirkung rate ich zum Homöopathikum Symphytum (Urtinktur). Es wird auch bei Menstruationsbeschwerden eingesetzt.

LEIN

Lein *(Linum usitatissimum)* enthält Lignane (= Phytohormone), die bei Mann und Frau die am Hormonstoffwechsel beteiligten Enzyme regulieren. Dadurch haben sie eine ausgleichende Wirkung und helfen sowohl bei Estriolmangel als auch -überschuss, was sich auf viele Krankheitsbilder positiv auswirkt. Leinsamen und die Pflanze enthalten mehr Lignane als das Leinöl.

HEILPFLANZEN, DIE WIE PROGESTERON WIRKEN

Weitere Informationen zu Progesteron **siehe Seite 33.** Progesteron-wirksame Präparate dürfen nicht angewendet werden, wenn Sie bereits Brust- oder Unterleibskrebs hatten oder gefährdet sind.

BEIFUSS

Vom Beifuß (*Artemisia vulgaris*), einem aromatisch riechenden Korbblütler, werden sowohl das Kraut als auch die Wurzel verwendet. Beifuß galt und gilt als »Frauenkraut«. Er leitet die Menstruation ein und lindert eine schmerzhafte Regelblutung, zudem fördert er den Eisprung.

Präparate: Teeaufguss aus Beifußkraut (2 Teelöffel Kraut mit 250 ml kochendem Wasser übergießen und 3 Minuten ziehen lassen), 2 Tassen täglich, maximal 6 Wochen anwenden, dann mindestens 3 Wochen pausieren. **Achtung:** Für Schwangere ist Beifuß nicht geeignet, da er wehenfördernd wirkt.

FRAUENMANTEL

Der Frauenmantel *(Alchemilla vulgaris)* ist in Europa auf Wiesen und Weiden weit verbreitet. Medizinisch verwendet wird das blühende Kraut ohne Wurzeln. Wie der Name besagt, ist der Frauenmantel ein seit Jahrhunderten geschätztes Mittel bei verschiedenen Frauenleiden. Alle großen Kräuterkundigen in Europa haben diese Heilpflanze in den höchsten Tönen gelobt. Ihre Inhaltsstoffe – Phytosterine – helfen bei verstärkter, schmerzhafter und verlängerter Regelblutung, Wechseljahresbeschwerden, Gebärmuttersenkung und Schwäche der Eierstöcke (ovarielle Dysfunktion) und fördern die Milchbildung. Besonders gelobt wird Frauenmantel bei Neigung zu Fehlgeburten und für den Erhalt einer Schwangerschaft. In Russland schwört man zusätzlich auf die Erleichterung der Geburt. Der Schweizer Kräuterpfarrer Künzle (1857–1945) empfahl allen schwangeren Frauen ab dem dritten Monat eine Tasse Frauenmanteltee täglich, zur Geburtsvorbereitung ab dem achten Monat sogar 3-mal täglich eine Tasse Tee.

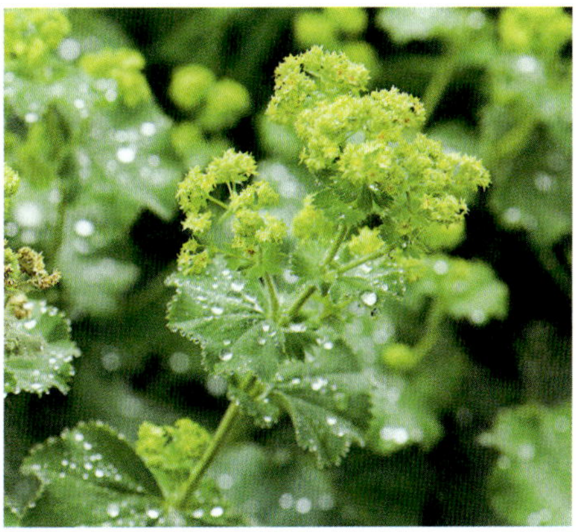

Seit Jahrhunderten ist der Frauenmantel ein wertvolles Mittel bei Frauenleiden.

MÖNCHSPFEFFER

Mönchspfeffer *(Vitex agnus-castus)*, ein Eisenkrautgewächs, ist vom Mittelmeerraum bis nach Zentralasien heimisch. Es ist ein bis sieben Meter hoher Laubbaum mit fliederfarbenen Blüten. Der Mönchspfeffer ist auch als Keuschlamm bekannt. Verwendet werden die Früchte. Die Inhaltsstoffe des Mönchspfeffers wirken auf die Hypophyse und können den Progesteronwert anheben. Dadurch verbessern sich Beschwerden, die mit einem niedrigen Progesteronwert zusammenhängen, wie Störungen der Menstruation, Prämenstruelles Syndrom (PMS), Brustschmerzen und Brustspannen oder Schmerzen der Gebärmutter. Auch soll Mönchspfeffer die Milchproduktion steigern. In der Volksheilkunde werden die Früchte des Mönchspfeffers wegen ihrer antiandrogenen Wirkung (sie hemmen die männlichen Geschlechtshormone) empfohlen, um den Geschlechtstrieb zu vermindern, aber auch bei Impotenz und Prostataentzündung. Die erstgenannte Wirkung machten sich die Mönche früher zunutze, daher der Name.

Präparate: Agnolyt-Lösung® (Madaus), Agnolyt® Hartkapseln (Madaus), Agnus castus STADA® (Apotheke)

SARSAPARILLE

Sarsaparille *(Smilax utilis)*, ein bis fünf Meter hoch kletterndes Liliengewächs mit grünlichen Blüten, ist in Mittel- und im nördlichen Südamerika beheimatet. Verwendet wird die Wurzel. In der asiatischen Volksmedizin wird sie wegen der enthaltenen Steroidsaponine beim Prämenstruellen Syndrom (PMS), bei Blasenbeschwerden vor der Menstruation, bei Hauterkrankungen, Rheuma und bei Wechseljahresbeschwerden empfohlen.

Präparate für oben genannte Beschwerden sind nicht im Handel, allerdings kann das Homöopathikum Sarsaparilla D6 (3- bis 6-mal fünf Tropfen) eingenommen werden.

SCHAFGARBE

Die Schafgarbe *(Achillea millefolium)*, ein bis 80 Zentimeter hoher Korbblütler mit weißen Blüten, gedeiht auf trockenen Standorten Mitteleuropas. Sie ist als typisches Frauenkraut in vielen Präparaten gegen Frauenleiden enthalten. Verwendet wird das Kraut mit Blüten. Für die Progesteron-ähnliche Wirkung, die bisher aber nicht exakt erforscht wurde, sind Flavonoide verantwortlich. Präparate mit Schafgarbe helfen – kurmäßig angewendet – bei Brustschmerzen, schmerzhafter Menstruation, zu starken oder zu schwachen Blutungen und krampfartigen Unterbauchschmerzen (Parametropathia spastica).

Präparate: In der Apotheke gibt es Schafgarbentropfen, Tees und verschiedene Kombinationen, die Schafgarbe enthalten, zum Beispiel Millefolium Urtinktur® (Ceres), 2- bis 3-mal 4–5 Tropfen; Menodoron® Dilution (Kombinationspräparat, Weleda), 2- bis 3-mal 15–30 Tropfen. Die Schafgarbe lässt sich gut im Garten anpflanzen und kann frisch oder getrocknet verwendet werden. Auch die Herstellung einer Tinktur ist unproblematisch **(siehe Seite 67).**

Das Homöopathikum wird bei Gebärmutterblutungen und -krämpfen eingesetzt.

YAMSWURZEL

Die Yamswurzel *(Dioscorea mexicana)* ist eine bis sechs Meter hohe windende Staude Nord- und Mittelamerikas. Bereits die Indianer Mittelamerikas verwendeten sie bei Perioden-, Eierstock- und Wehenschmerzen. Ihre Medizinmänner wussten die Pflanze aber auch für die Geburtenkontrolle einzusetzen. Der Wurzelstock enthält Diosgenin, eine Vorstufe von Progesteron. Daraus wurde die erste Antibabypille hergestellt. Die Yamswurzel Mexikos enthält den höchsten Diosgenin-Gehalt. Diosgenin kann vom Körper in Progesteron umgewandelt werden. Auch die Lichtwur-

SCHAFGARBENTINKTUR SELBST HERSTELLEN

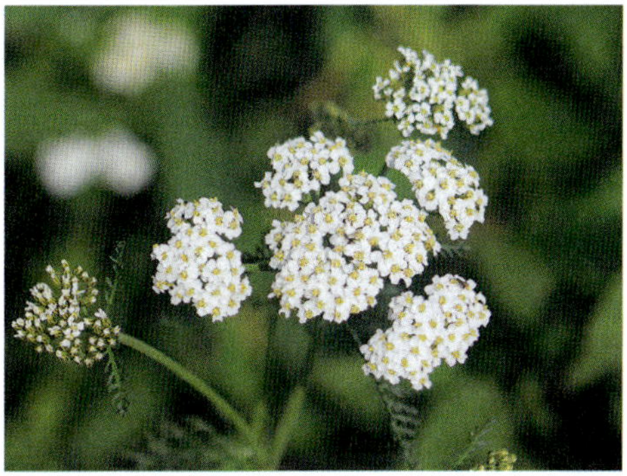

Für die Herstellung einer Schafgarbentinktur benötigen Sie eine braune (Lichtschutz!-)1-Liter-Weithalsflasche, 0,75 Liter Doppelkorn (38 bis 42 Prozent Alkohol) und 30 bis 40 Gramm Schafgarbenblüten und -blätter (frisch oder getrocknet). Geben Sie die Schafgarbe in die Weithalsflasche und übergießen Sie diese mit dem Doppelkorn. Lassen Sie die Flasche vier Wochen verschlossen auf der Fensterbank in der Sonne oder an der Heizung stehen (einmal täglich schwenken). Nach dieser Zeit filtrieren Sie die Lösung durch einen Kaffeefilter oder ein Baumwolltuch – fertig ist Ihre Schafgarbentinktur. Nehmen Sie dreimal täglich 20 bis 30 Tropfen in etwas Wasser oder pur über vier bis sechs Wochen ein.

zel *(Dioscorea batata)*, eine Pflanze mit vielen Heileigenschaften, die 1505 von Seefahrern nach Europa gebracht wurde, enthält Diosgenin. Sie stimuliert die endokrinen Drüsen, senkt den Blutzucker und wirkt verjüngend.
Präparate: Yamswurzel-Extrakt ist in Balance FA® und in FemBal® enthalten.

GEWÄCHSE, DIE DIE SCHILDDRÜSE ANREGEN

Weitere Informationen zu Schilddrüsenhormonen siehe **Seite 37**.

BLASENTANG, KNOTENTANG

Blasentang *(Fucus vesiculosus)* und Knotentang *(Ascophyllum nodosum)* sind, wie der Name besagt, Tange und gehören somit zu den Algen. Sie kommen im Küstenbereich des Nordatlantiks und des westlichen Mittelmeeres vor. Verwendet werden die ganzen Tange, zum Beispiel im Salat. Sie enthalten reichlich Jod und regen dadurch die Schilddrüsentätigkeit stark an. Bekanntermaßen von einer Schilddrüsenfunktionsstörung Betroffene sollten deshalb die Tange erst nach Rücksprache mit ihrem Arzt anwenden.

WEITERE GEWÄCHSE MIT EINFLUSS AUF DIE SCHILDDRÜSE

Wolfstrapp *(Lycopus verginicus)* reguliert wie die auf **Seite 68** abgebildete Art *Lycopus europaeus* eine Überfunktion und dämpft die Hormonproduktion.
Weitere Gewächse, die die Schilddrüse anregen, sehen Sie ebenfalls auf **Seite 68**.

PFLANZEN, DIE DIE SCHILDDRÜSE ANREGEN

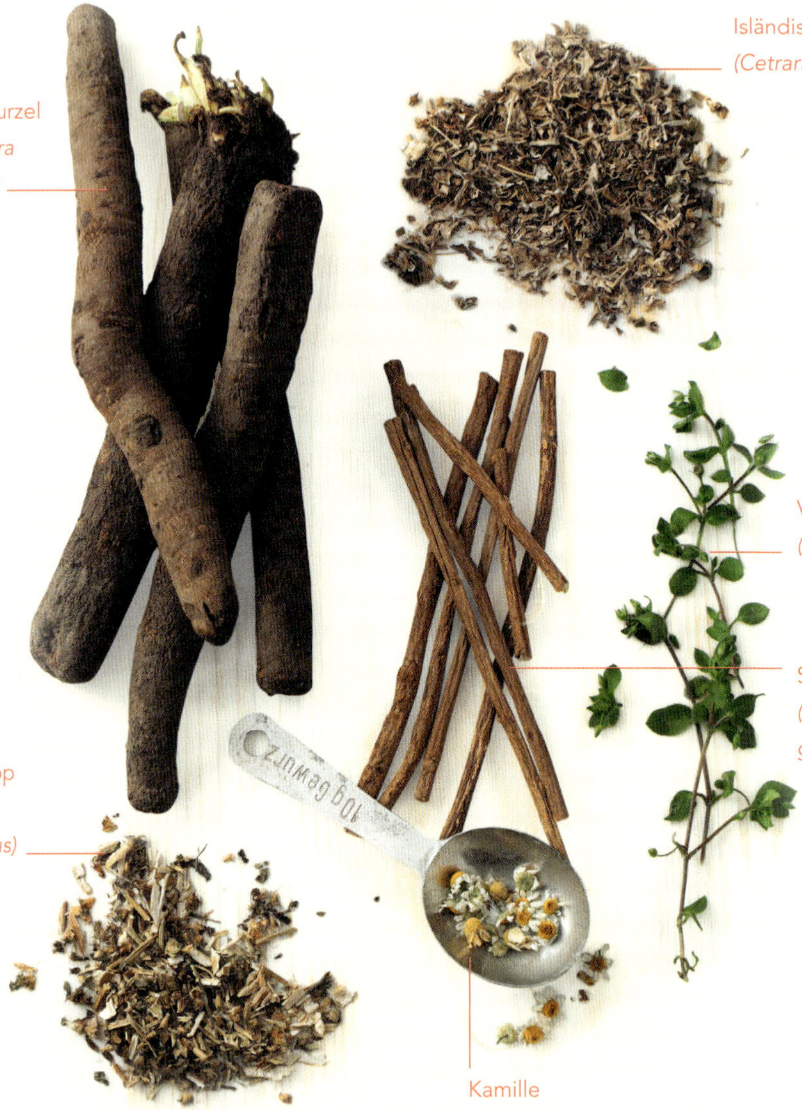

Schwarzwurzel
(Scorzonera hispanica)
Isländisch Moos
(Cetraria islandica)
Vogelmiere
(Stellaria media
Süßholz
(Glycyrrhiza glabra)
Wolfstrapp
(Lycopus europaeus)
Kamille
(Matricaria chamomilla)

HEILPFLANZEN MIT TESTOSTERONWIRKUNG

Weitere Informationen zum Geschlechtshormon Testosteron siehe **Seite 40.**

BOCKSHORNKLEE

Bockshornklee *(Trigonella foenum-graecum)*, ein Schmetterlingsblütler mit weißlichen Blüten, war bereits in China 3700 vor Christus und im alten Ägypten eine geschätzte Heilpflanze. Verwendet werden die Samen. Sie enthalten von Diosgenin abgeleitete Steroidsaponine – hormonähnliche Wirkstoffe, die den Testosteronwert erhöhen. In einer Studie von Dr. Alison Smith (Zentrum für Integrative Klinische und Molekulare Medizin in Australien, veröffentlicht am 19. 6. 2011) wurde gezeigt, dass die Einnahme von Bockshornkleesamen in Kombination mit Sport die Produktion von Testosteron am stärksten beeinflusste (vermutlich wird Diosgenin zu Progesteron umgewandelt, aus dem dann bei erhöhtem Bedarf oder Mangel Testosteron gebildet wird).
Ägyptische Ärzte empfahlen abgekochte Bockshornkleesamen bei Haarausfall zur Förderung des Haarwuchses, eine Anwendung, die auch im Mittelalter bei uns populär war. In Indien gelten die Samen als Aphrodisiakum. Bei uns haben Benediktinermönche Bockshornklee in Klostergärten angebaut, Hildegard von Bingen beschreibt ihn als Heilmittel bei Hautkrankheiten. Bekannt wurde er wieder durch Sebastian Kneipp, der ihn bei vielen Krankheiten einsetzte. Heute wird ihm auch eine Wirkung gegen Menstruationsbeschwerden und Diabetes (wirkt blutzuckersenkend) bescheinigt.
Präparate: Aktivierter Bockshornklee Kapseln Dr. Pandalis®; Sonnentor Bockshornklee® (Apotheke / Reformhaus)

BRENNNESSEL

Die Wurzel der Brennnessel *(Urtica dioica)* wird seit Längerem bei Prostataleiden wie der gutartigen Prostatavergrößerung mit Erfolg eingesetzt. Die Wirkung wird auf Phytosterole (Beta-Sitosterole) zurückgeführt, die das Wachstum der Prostatazellen hemmen. Außerdem regulieren Extrakte aus der Wurzel (Oxo-Säure, Aromatase-Hemmstoffe) das hormonelle Gleichgewicht beim Mann durch den Umbau von Testosteron in Östrogen. Neben einer Verkleinerung der Prostata besserten sich Symptome wie häufiges und nächtliches Wasserlassen drastisch.
Präparate: Brennnesselwurzel-Extrakt in Bazoton® uno Filmtabletten (Abbott), 1-mal 1 Tablette täglich; Natuprosta® 600 mg uno Filmtabletten (Rodisma), 1-mal 1 Tablette täglich

ERD-BURZELDORN

Der Erd-Burzeldorn *(Tribulus terrestris)*, ein Jochblattgewächs, ist in Afrika und Südeuropa bis Indien beheimatet. Verwendet werden die Früchte. Ihre hormonähnlichen Inhaltsstoffe (Phytosterine, Saponine) fördern die

Potenz von Männern. In mehreren Studien, etwa von Milasius et al. von der Vilnius Pedagogical University, Litauen, von 2009, konnte gezeigt werden, dass sie den Testosteronspiegel im Blut anheben, indem sie die Produktion des Gelbkörperhormons über die Hypophyse anregen. Dieses Hormon wiederum kurbelt die körpereigene Produktion von Testosteron an. Bei Frauen wird die Follikelbildung in den Eierstöcken angeregt. Die Pflanze wird vorwiegend in der ayurvedischen Medizin eingesetzt.

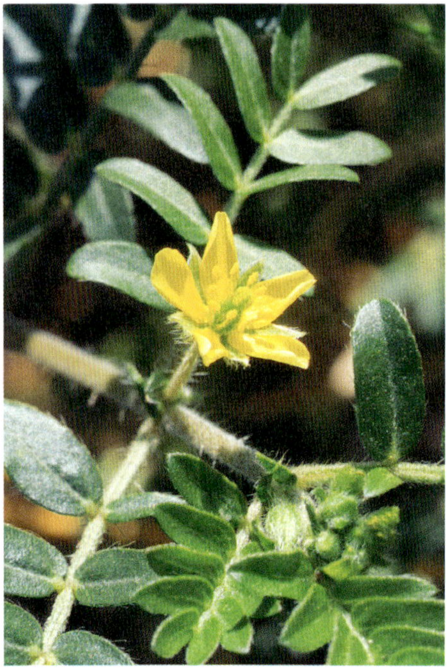

Die Früchte des Erd-Burzeldorns helfen Männern bei Potenzproblemen.

Präparate: Angeboten werden Kapseln mit einem Extrakt der Früchte.

Achtung: Bei der Einnahme traten als Nebenwirkungen Magen- und Darmprobleme sowie Lichtempfindlichkeit auf.

GINSENG

Seit Langem wird die Wurzel von Ginseng *(Panax ginseng)* bei Impotenz und Unfruchtbarkeit verordnet. Man nimmt an, dass ihre Inhaltsstoffe (Ginsenoside) stimulierend auf die Testosteronproduktion wirken und dass dadurch eine hormonelle Regulierung erfolgt, vermutlich nicht zuletzt durch eine verbesserte Durchblutung. Deshalb ist Ginsengextrakt auch bei klimakterischen Beschwerden hilfreich, da es das Verhältnis zwischen Testosteron, Estradiol und Progesteron reguliert.

Präparate: siehe **Seite 59**

GRANATAPFEL

Der Granatapfel *(Punica granatum)* hat zwei verschiedene Wirkungen. Zum einen gilt er als Testosteron-Booster, das heißt, er kann den Testosteronwert erhöhen. Andererseits kann er verhindern, dass Testosteron zu Estradiol umgewandelt wird (das macht der Körper zum Beispiel, wenn Testosteron in ausreichender Menge, von Estradiol aber zu wenig vorhanden ist). In manchen Publikationen wird behauptet, dass Granatapfel eine Östrogen-Wirkung besitzt. Ich will dies nicht gänzlich ausschließen, konnte aber keine Beweise dafür finden. Der antiöstrogene Effekt wurde im Jahr 2010 von Onkologen der University of Los Angeles bei In-vitro-Studien (das sind Versuche, die im Reagenzglas durchgeführt werden) nachgewiesen. Die Testosteron-Wirkung entdeckte man schon 2008 in einer Studie an Ratten. Dort zeigte sich, dass sich der Testosteronwert durch die Gabe von Granatapfelsaft innerhalb von sieben Wochen um 27 Prozent erhöhte.

HYPOXIS ROOPERI

Hypoxis rooperi – die »Afrikanische Kartoffel« genannt – wächst in Süd- und Ostafrika. Ihre hormonähnliche Wirkung beruht auf verschiedenen Phytosterolen, vor allem beta-Sitosterol. Die Inhaltsstoffe hemmen die Bildung von Testosteron und verhindern dadurch eine weitere Vergrößerung der Prostata. Bereits im Jahr 1969 schrieb der niederländische Wissenschaftler Dr. Liedenberg, dass ein Wurzelextrakt von *Hypoxis rooperi* nicht nur gutartige Vergrößerungen der Prostata verringert, sondern auch bei bösartigen Vergrößerungen hilft. Der Extrakt stimuliert zudem die Widerstandskraft der Prostatazellen, hemmt Schmerzen beim Wasserlassen, fördert das Wachstum gesunder Zellen und wirkt außerdem Entzündungen entgegen. Ich habe schon öfter in der Praxis erlebt, dass sich der PSA-Wert (= Prostata-spezifisches Antigen) nach mehrmonatiger Einnahme des Extraktes deutlich verringerte und eine Reduktion der Prostata möglich wurde.

Präparate: siehe **Seite 139**

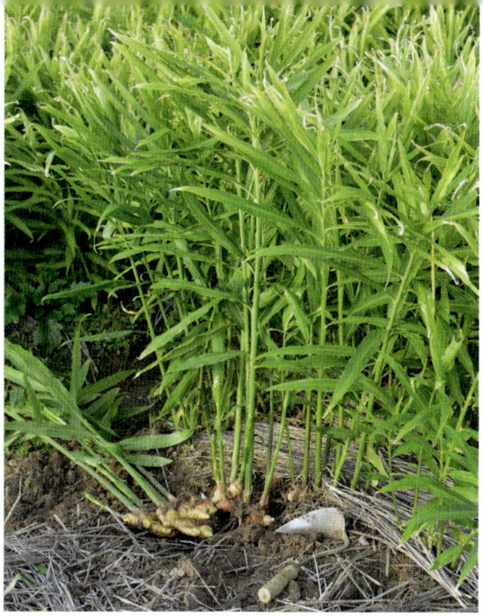

Ingwer wird bei Prostataleiden und zur Förderung der Potenz eingesetzt.

INGWER

Ingwer *(Zingiber officinale)* wird seit Jahrtausenden in China und Indien als Heilpflanze eingesetzt. Im Mittelalter wurden er und andere Ingwergewächse (Kardamom, Kurkuma), gemischt mit Rotwein, Honig und Zimt, zur Förderung der Potenz empfohlen. Verwendet wird der Wurzelstock. Frisch gerieben und in ein weich gekochtes Ei eingerührt (wegen dessen Vitamin-A-Gehalts), soll Ingwer nach Ruth Sophie Knaak **(siehe Seite 61)** ein Testosteronlieferant sein. Sie testete dies an sich selbst und stellte fest, dass ihr nach Genuss von Ingwer Haare am Kinn wuchsen. In der gängigen Fachliteratur wurde dies noch nicht beschrieben, aber die Erfolge bei Prostataleiden und die Selbstversuche **(Literatur, siehe Seite 138)** geben ihr recht.

KNOBLAUCH

Knoblauch *(Allium sativum)* stammt ursprünglich aus Zentral- bis Ostasien. Er ist eine der ältesten Heilpflanzen. Seine entzündungshemmenden Eigenschaften schätzten bereits die Arbeiter beim Bau der Pyramiden. Im Mittelalter galt er als Aphrodisiakum. Medizinische Verwendung finden die Zwiebeln. Nach Ruth Sophie Knaak ist Knoblauch ein Testosteronlieferant. So besserten sich die Beschwerden bei gutartiger Prostatavergrößerung nach Einnahme von Knoblauch auffällig. Außerdem fand sie dies auch im Selbstversuch bestätigt (**siehe Seite 71**). In der Literatur wird das im Knoblauch enthaltene Allicin für die Anhebung des Testosterons verantwortlich gemacht.

Präparate: Da Allicin eine instabile Verbindung ist, sollte man Knoblauchpulver einnehmen, denn es enthält Alliin, aus dem Allicin entsteht.

KÜRBIS

Der Kürbis *(Cucurbita pepo)* stammt aus dem tropischen Amerika. Verwendet werden die Samen (Kerne) und das daraus gewonnene Kernöl. Die Samen enthalten Lignane und Phytosterine mit hormonähnlicher Wirkung, die das hormonelle Gleichgewicht in der Prostata fördern und den Hormonspiegel harmonisieren. Bei Männern können sie eine gutartige Prostatavergrößerung verhindern helfen oder bremsen. Bei Frauen stärken sie die Blase. Dadurch werden Störungen beim Wasserlassen reduziert. Eine keim- und entzündungshemmende Wirkung wurde ebenfalls beobachtet.

Präparate: getrocknete Kerne und Extrakte in Kapseln (Apotheke); auch Kürbiskernöl hilft.

SÄGEPALME

Die Sägepalme *(Serenoa repens, Sabal serrulata)*, eine echte Palme, galt bereits bei den Indianern Nordamerikas als Heilpflanze und Aphrodisiakum. Die beerenartigen Früchte enthalten Phytosterole (Beta-Sitosterol), die das Prostatawachstum hemmen und das Abschwellen unterstützen, weil sie die Bildung und Wirkung männlicher Sexualhormone einschränken. Sie helfen bei Impotenz, indem sie den Testosteronhaushalt regulieren. Die Früchte fördern den Aufbau von Gewebe (Anabolikum).

Präparate: Es gibt verschiedene Präparate aus Sägepalmfrüchten (Apotheke), auch in Kombination mit Brennnesselwurzel. Das Homöopathikum Sabal hilft bei Erkrankungen des Urogenitaltrakts.

WEITERE TESTOSTERON-WIRKSAME HEILPFLANZEN

Massularia (*Massularia acuminata*): soll die Testosteronbildung stimulieren

Pfefferkraut (*Lepidium latifolium*): wirkt allgemein anregend und durchblutungsfördernd sowie sexuell stimulierend

Weitere Testosteron-wirksame Heilpflanzen sehen Sie auf **Seite 73.**

WEITERE TESTOSTERON-WIRKSAME PFLANZEN

Sarsaparille
(Smilax utilis)
steigert die
Potenz

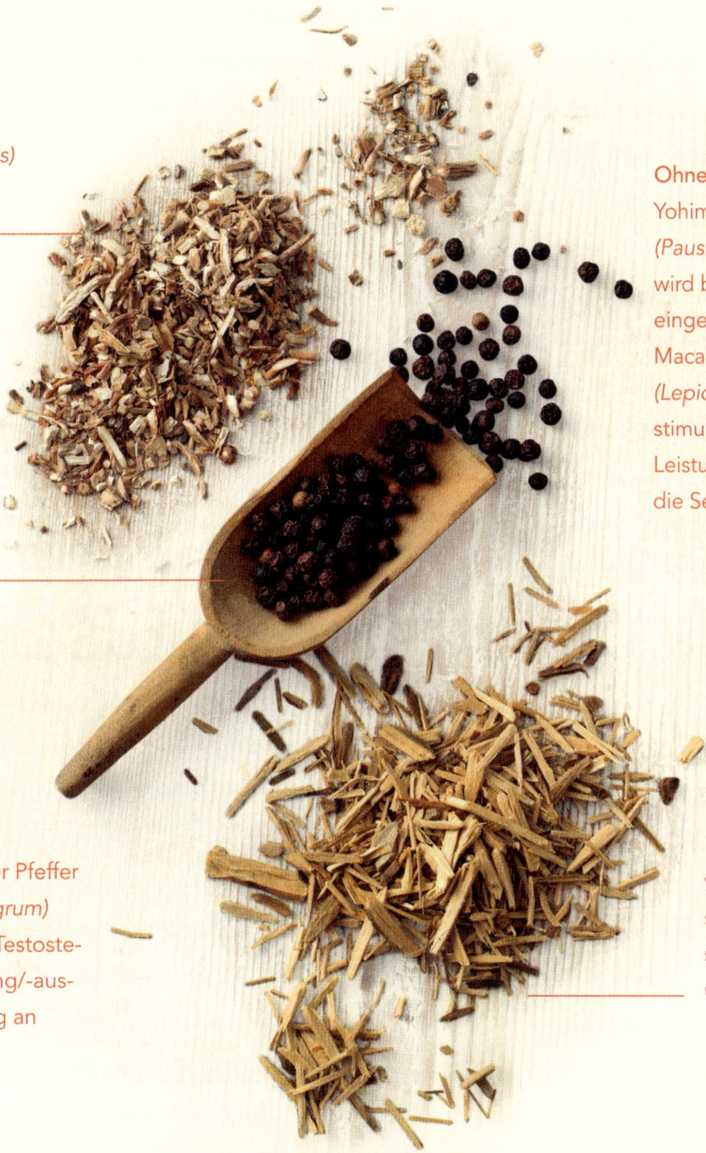

Ohne Abbildung
Yohimbe
(Pausinystalia yohimbe)
wird bei Impotenz
eingesetzt
Maca
(Lepidium peruvianum)
stimuliert die körperliche
Leistungsfähigkeit und so
die Sexualität

Schwarzer Pfeffer
(Piper nigrum)
regt die Testoste-
ronbildung/-aus-
schüttung an

Potenzholz
(Muira puama)
wirkt belebend,
stimuliert die Ge-
schlechtsorgane
und die Sexualität

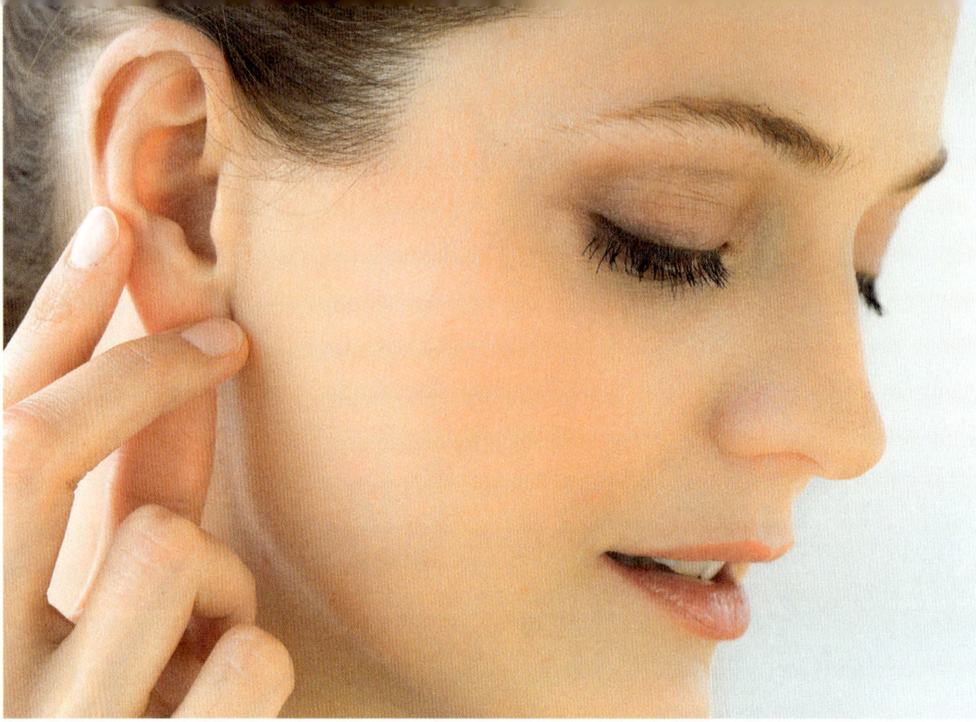

REFLEXZONENTHERAPIE – HILFE FÜR DIE HORMONDRÜSEN

Die Reflexzonentherapie geht davon aus, dass es zwischen bestimmten Körperzonen auf der Haut und inneren Organen oder Körperbereichen Zusammenhänge gibt, die sich reflektorisch beeinflussen lassen. Sie entstammt dem ältesten Heilwissen. Darstellungen aus altägyptischen Gräbern von vor 5000 Jahren und alte Schriften der Chinesen zeigen, dass die Menschen schon damals bei verschiedenen Beschwerden Organ- und Körperzonen-Zusammenhänge erkannt und therapeutisch berücksichtigt hatten. Im Lauf der Jahrtausende etablierten sich die Fußsohlen und die Ohren als Reflexzonen, auf denen alle Bereiche des Körpers zuzuordnen sind. Die Schweizerin Mathilde Spielmann-Kammer (1923–2009) hat in vier Jahrzehnten ein Reflexzonensystem entwickelt, das sich auf den ganzen Körper bezieht **(siehe Seite 138)**. Durch ihre präzise Beobachtungsgabe fand sie Hautzonen, die den Hormonhaushalt stimulieren. Im Lauf der Zeit verfeinerte sie ihre Methode derart, dass sie mir kurz vor ihrem Tod verriet, sie gehe nun davon aus, nahezu 100 Prozent aller Reflexzonen am Körper gefunden zu haben. Ich danke Herrn Markus Spielmann, Frau Spielmann-Kammers Sohn, für die Erlaubnis, die Zonen in diesem Buch abbilden zu dürfen. Gerade für die sanfte Stimulation der Hormondrüsen möchte ich Ihnen die Massage der Reflexzonen wärmstens empfehlen!

DIE REFLEXZONEN

Wichtig für diesen Ratgeber sind alle Reflexzonen, die die Hormondrüsen stimulieren. Ich habe die Zonen den jeweiligen Drüsen zugeordnet. Pro Seite finden Sie eine Drüse und zu jeder Drüse eine oder mehrere Abbildungen, auf denen Sie die Lage der Zonen ersehen können. Eine bestimmte Reihenfolge der Punkte muss bei der Massage nicht eingehalten werden. Die Hormondrüsen sind nach Wichtigkeit sortiert.

So massieren Sie die Zonen

- Massieren Sie jede Stelle etwa fünf Minuten. Bei heftigen Beschwerden kann die Massage insgesamt 30 Minuten und länger dauern. Bei leichteren Beschwerden empfehle ich mehrmals täglich zehn Minuten.
- Die Hautzonen werden mit leichtem Druck auf der angegebenen Stelle (kreisend bei kleinen Zonen, in Längsrichtung streichend bei größeren Zonen wie am Arm) und – falls vorhanden – in Richtung des Haarwuchses massiert. Setzen Sie dabei die ganze Hand, bei kleineren Zonen ein oder zwei Finger ein.
- Massiert werden beide Körperseiten, da die Drüsen meist paarig angeordnet sind.
- Verwenden Sie für die Massage ein Öl (etwa Arnika Massage-Öl® oder Granatapfel-Regenerations-Öl®, beide von Weleda), das Sie nur dünn auf die zu massierende Stelle auftragen. Durch den Ölfilm lässt sich vermeiden, dass die Haut durch Reibung gereizt wird.
- Beachten Sie, dass erkrankte Stellen wie Ekzeme, schmerzende Gelenke oder Krampfaderzonen nicht massiert werden.

MASSAGEHILFE

Die Hautzonen lassen sich leicht und sehr effektiv mit einem Edelstein-Massageroller (zum Beispiel Joya®, **siehe Adressen Seite 139**) behandeln. Er verhindert auch die Belastung der Fingergelenke, sollten Sie öfter massieren. In den Massageroller wird eine Edelsteinkugel eingesetzt (zum Beispiel Amethyst oder Bergkristall), die eine zusätzliche Heilwirkung hat.

HYPOPHYSE UND HYPOTHALAMUS

Die etwa haselnusskerngroße Hypophyse (Hirnanhangsdrüse) liegt am Boden des Zwischenhirns. Sie produziert verschiedene Hormone und stimuliert die anderen Hormondrüsen wie Eierstöcke, Nebennieren und Hoden.

Die Hypophyse bildet unter anderem das adrenocorticotrope Hormon (ACTH), das die Nebennierenrinde steuert, außerdem das Follikelstimulierende Hormon (FSH), das die Reifung der Eibläschen in den Eierstöcken und der Samenzellen im Hoden steuert, ebenso das Luteinisierende Hormon (LH), das den Eisprung und die Hormonproduktion in den Hoden stimuliert, sowie das Thyreotrope Hormon (TSH), das die Schilddrüsen-Hormonproduktion stimuliert.
Der Hypothalamus liegt unterhalb des Thalamus im Zwischenhirn. Er gilt als zentrales Regulationsorgan der vegetativen Funktionen (wie Hunger, Durst, Körpertemperatur, Kreislauf). Im Hypothalamus wird das Hormon Vasopressin (antidiuretisches Hormon, ADH) gebildet, das den Wärmehaushalt, die Gedächtnisleistung und den Wasserhaushalt reguliert, oder Oxytocin, das Lust auf Sex macht und die Intensität des Orgasmus beeinflusst; außerdem sorgt es für die Wehen bei der Geburt.
Die Massage aller Reflexzonen der Hypophyse und des Hypothalamus regt die Bildung der genannten Hormone an.

OHR

Diese Zone liegt im inneren Mittelohr um und auf der Erhöhung des mittleren Ohrknorpels. Massieren Sie das ganze mittlere Innenohr, am besten mit einem Holzstäbchen oder der Fingerspitze. (1)

KOPF

Die Zone für die Hypophyse liegt in der Mitte des Mundes oberhalb der Lippe. Sie kann mit einem Massageroller (**siehe Seite** 75) oder den Fingerspitzen stimuliert werden. (2)

HANDINNENFLÄCHE

Die Hypophysen-Zone liegt am ersten Daumenglied nach außen zur Körpermitte; auch der ganze Daumen kann massiert werden. Die Hypothalamus-Zone liegt in der Handgelenksfalte (Handwurzel) der Innenhand. (3)

FUSS UND UNTERSCHENKEL

Die Fußinnenseite beinhaltet an der Ferse die Hypothalamus-Zone. Unterhalb des Knöchels liegen zwei Hypophysenpunkte. Auch der äußere Unterschenkel (ohne Abbildung) wirkt auf den Hypothalamus. (4)

1

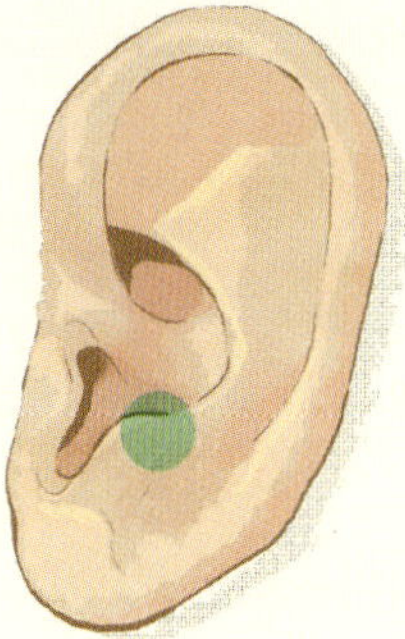

2

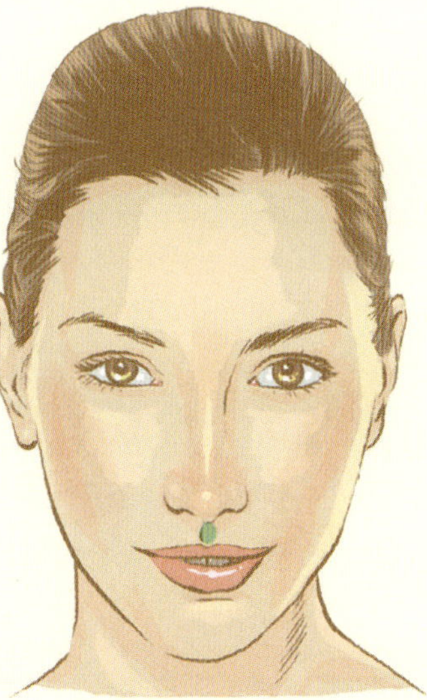

3

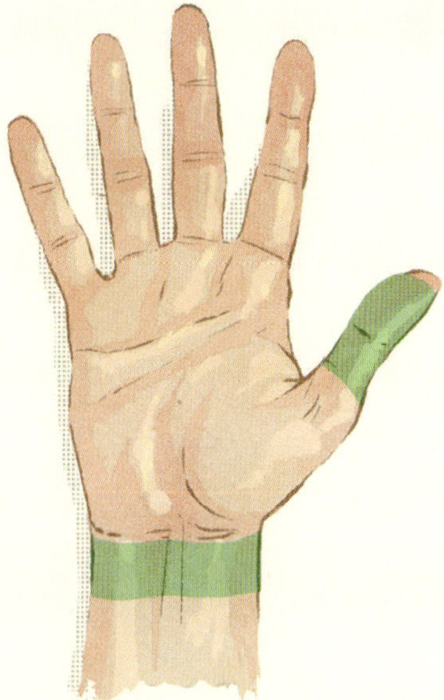

4

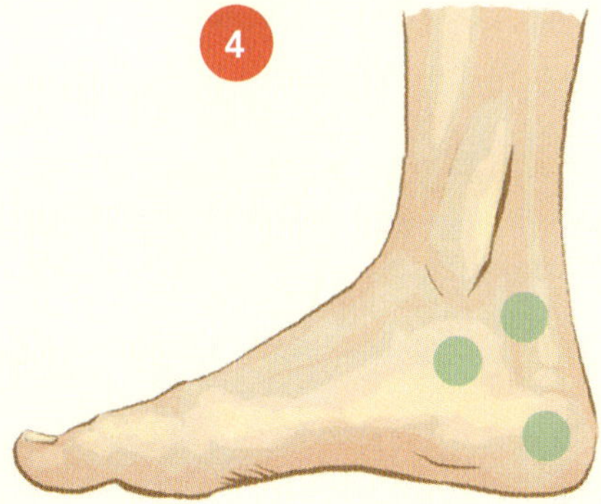

1

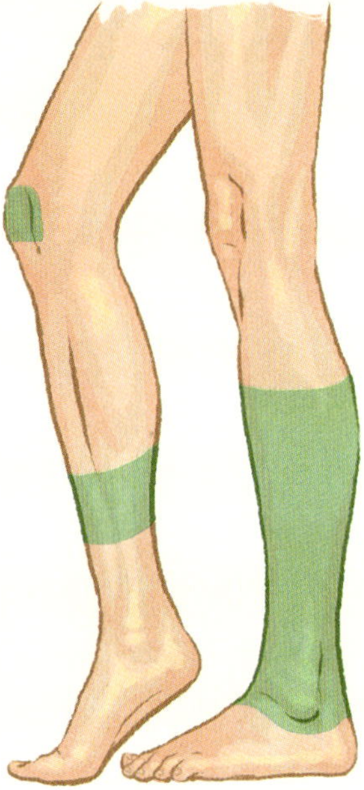

2

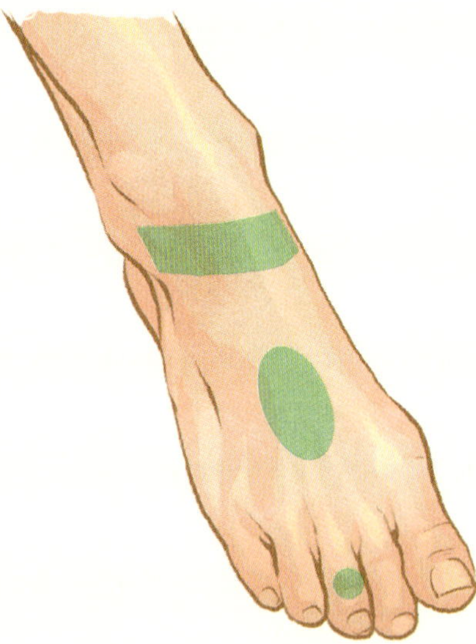

3

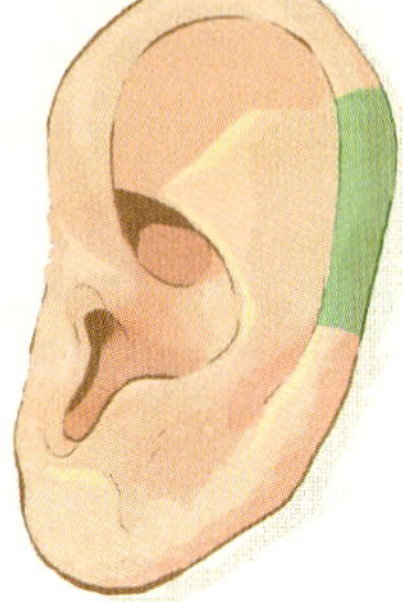

4

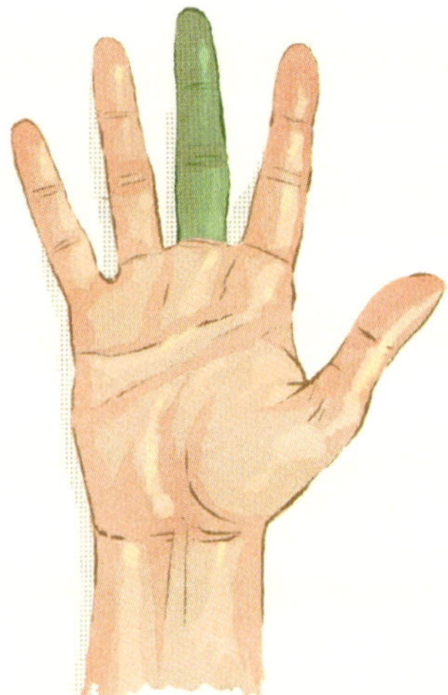

5

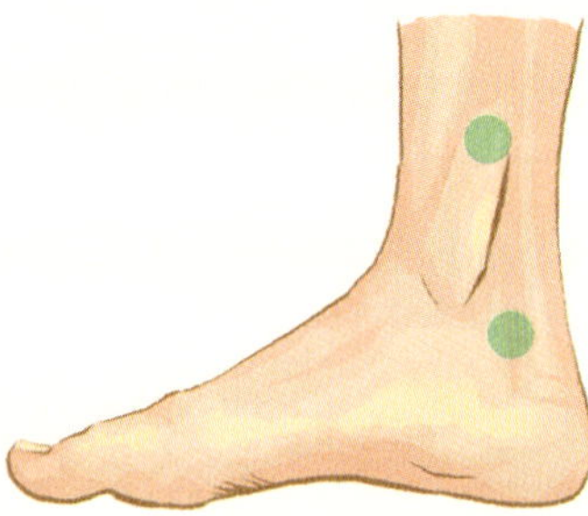

NEBENNIEREN

Die Nebennieren sind zwei auf dem oberen Nierenpol aufsitzende Hormondrüsen (Näheres zur Lage und zur Anatomie ***siehe Seite 112****).*

In den Nebennieren werden die »Stresshormone« Adrenalin und Noradrenalin, Steroidhormone wie Aldosteron, Cortisol und DHEA, männliche Hormone wie Testosteron und Androstendion und weibliche Hormone wie Estradiol und Progesteron gebildet. Alle Zonen stimulieren die Adrenalin-, Nordadrenalin-, DHEA- und Cortisolbildung.

ARM (OHNE ABBILDUNG)

Die Zonen für die Nebennieren befinden sich direkt am Ellenbogen, auf dem Ellenbogengelenk außen und darum herum.

KNIE UND UNTERSCHENKEL

Am Kniegelenk, auf Höhe der Kniescheibe, sitzt eine Zone für die Nebennieren. Zwei weitere Zonen befinden sich am inneren Unterschenkel, zwei Handbreit unter der Kniescheibe und auf dem äußeren Unterschenkel bis zum Knöchel. (1)

FUSSRÜCKEN

Die Zonen für die Nebennieren befinden sich auf dem Fußrücken: auf der mittleren Zehe, am Übergang vom Fuß zum Bein und in der Mitte des Fußrückens. (2)

OHR

Im Ohr werden die Nebennieren auf dem äußeren Ohrrand (Helix und Anthelix), und zwar in der Mitte der Ohren stimuliert. (3)

HANDRÜCKEN UND HANDINNENFLÄCHE

Die Nebennieren können Sie am äußeren Daumen und am inneren Mittelfinger sowie auf den Handrücken stimulieren. (4)

FUSSINNENSEITE

Auf der Fußinnenseite (auf der Seite der großen Zehe) liegt eine Zone knapp unterhalb des Knöchels nach hinten, eine weitere zwei Fingerbreit oberhalb des Knöchels. (5)

WANDERN GEGEN STRESS

Wandern macht unempfindlicher gegen Stress. Zu Fuß in der Natur unterwegs zu sein ist ein wirkungsvolles Ausdauertraining und die beste Art der Vorbeugung gegenüber Krankheiten wie Stoffwechselstörungen, Diabetes, Arterienverkalkung oder Übergewicht.

SCHILDDRÜSE UND NEBENSCHILDDRÜSEN

Die Schilddrüse ist eine hufeisenförmige endokrine Drüse, die sich in der Mitte des Halses auf und neben der Luftröhre befindet. »Endokrin« bedeutet, dass die von ihr produzierten Hormone in das Blut abgegeben werden.

Die Schilddrüse ist Bildungsort der Schilddrüsenhormone T3 (Trijodthyronin) und T4 (Thyroxin, Tetrajodthyronin). Sie steuert nicht nur Stoffwechselaufgaben, sondern auch die geistige und körperliche Aktivität sowie die Wärmebildung.
In den Nebenschilddrüsen, die etwa weizenkorngroß sind und oben und unten an der Rückseite der beiden seitlichen Schilddrüsenlappen sitzen, wird das Parathormon gebildet, das für den Knochenstoffwechsel wichtig ist: Es erhöht den Kalziumgehalt und vermindert den Phosphatgehalt des Blutes und mobilisiert die Knochenbildung.

FUSSINNENSEITE

Die Reflexzone für die Schilddrüse befindet sich zwei Querfinger oberhalb des Knöchels am Innenfuß. (1)

FUSSRÜCKEN

Am Fußrücken, und zwar am Übergang vom Fuß zum Bein, liegt die Reflexzone für die Nebenschilddrüsen. Eine weitere Zone sowohl für Schilddrüse als auch Nebenschilddrüsen liegt genau in der Verlängerung des Zwischenraumes zwischen großer Zehe und zweiter Zehe zum Fußspann hin. Die Zone ist etwa zwei Querfinger lang. (2)

OHR

Direkt oberhalb des Ohrläppchens befindet sich die Reflexzone für die Schilddrüse. Sie erstreckt sich quer über das ganze Ohr. (3)

HANDRÜCKEN

Auf der Außenseite des Handgelenks, also am untersten Außenarm, erstreckt sich bandförmig die Zone für die Nebenschilddrüsen. Zonen für die Schilddrüse befinden sich an der seitlichen äußeren Fingerwurzel des Zeigefingers und außen am ersten Daumenglied. (4)

HANDINNENFLÄCHE

Zonen für die Schilddrüse befinden sich an der inneren Handwurzel, dem Beginn des Armes, sowie in der Handinnenfläche an den Fingerwurzeln von Ring- und Mittelfinger der Innenhand. Außerdem befinden sich Schilddrüsenzonen unterhalb des Zeigefingers (Fingerwurzel) in der Innenhand und innen am ersten Daumenglied. (5)

1

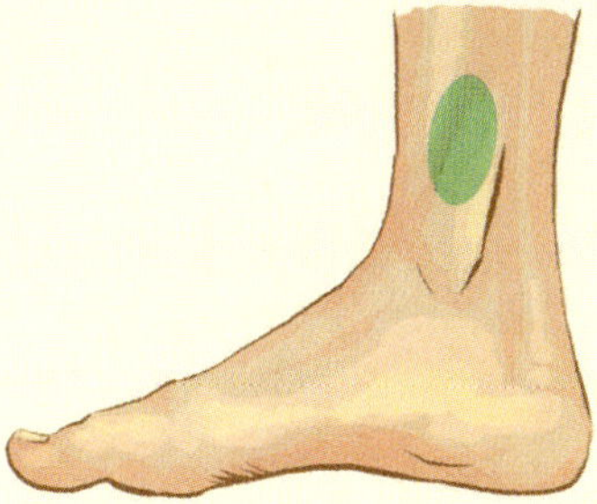

2

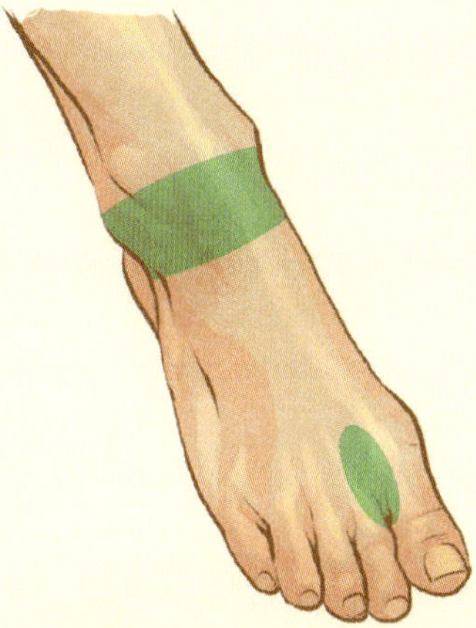

3

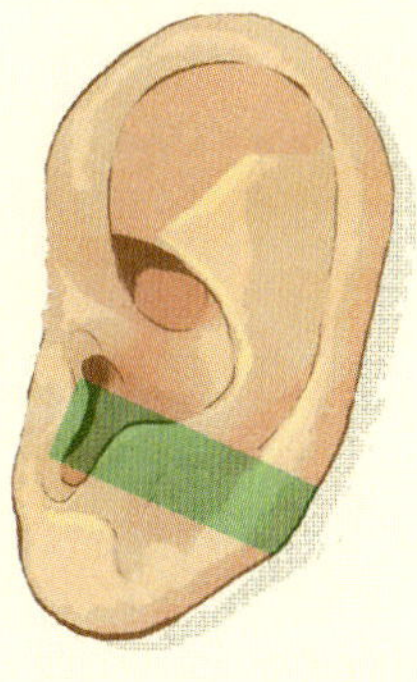

4

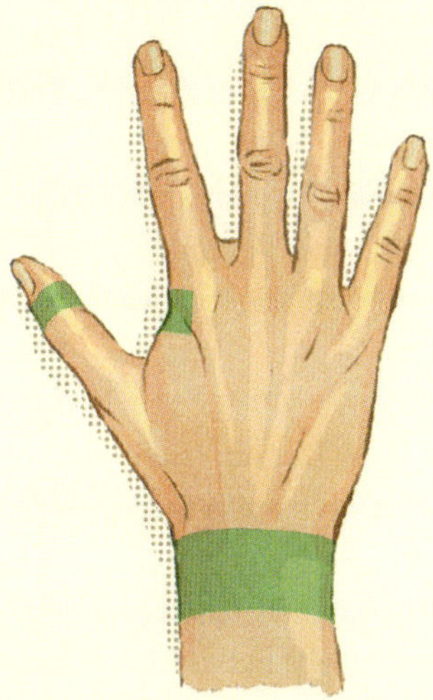

5

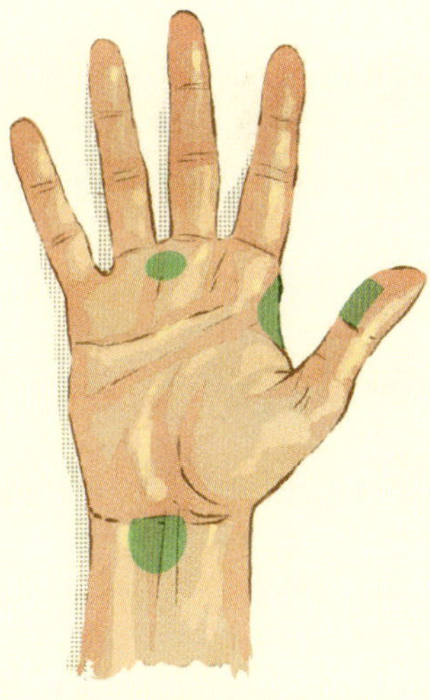

BAUCHSPEICHELDRÜSE

Die etwa 15 cm lange, bis 9 cm breite Bauchspeicheldrüse (Pankreas) liegt quer im Oberbauch hinter dem Magen und unterhalb der Leber. Sie besitzt endokrine und exokrine Drüsen. Wird die Pankreas-Zone massiert, wirkt dies anregend auf beide Funktionen.

Die endokrinen Drüsen (**siehe Seite 10**) bilden das Hormon Insulin für den Blutzuckerspiegel; die exokrinen Drüsen (sie geben eine Substanz nach außen, in den Darm ab) bilden den Bauchspeichel für die Verdauung.

OHR

Die Bauchspeicheldrüsenzone liegt in der Mitte des einwärts gekrempelten Randes der Ohrmuschel (Helix). Der ganze äußere Ohrrand kann massiert werden. (1)

HANDRÜCKEN

Die Zone befindet sich auf der Mitte des Handrückens (mehr zum Daumen hin). Es kann der ganze mittlere Handrücken massiert werden. (2)

FUSSRÜCKEN

Die Bauchspeicheldrüsenzone liegt auf der Mitte des Fußrückens – auch hier kann für die Stimulation der ganze mittlere Fußrücken massiert werden. (3)

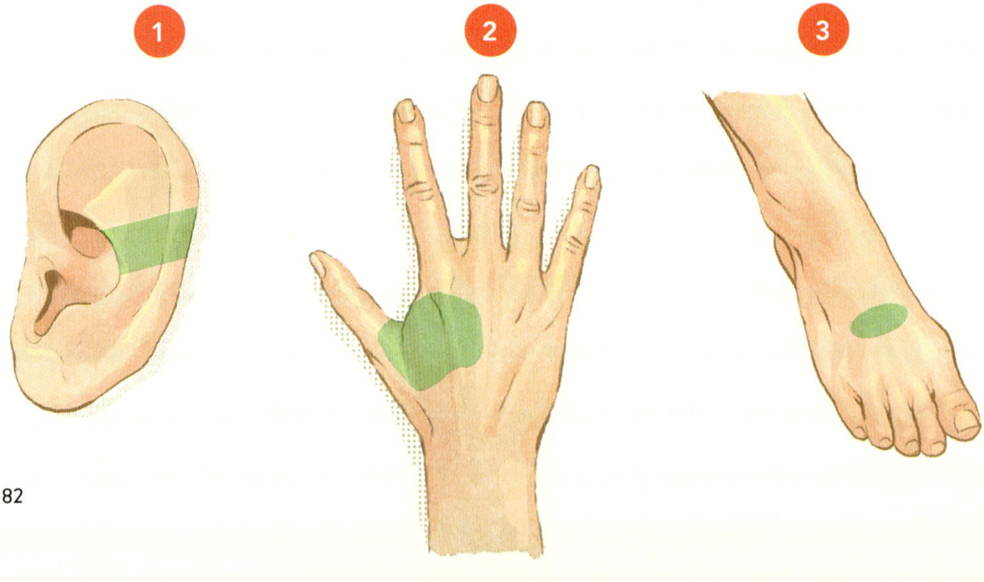

EIERSTÖCKE, GEBÄRMUTTER

Die Gebärmutter (Uterus) liegt in etwa zwischen Harnblase und Mastdarm. Sie ist ein birnenförmiges, muskelstarkes Hohlorgan. Die paarig angeordneten Eierstöcke (Ovarien) haben die Funktion, befruchtungsfähige Eier zu bilden.

Die Eierstöcke produzieren die Hormone DHEA, Estradiol, Estriol, Testosteron und Progesteron. Mit der Reflexzonenmassage wird die Produktion der genannten Hormone angeregt, außerdem die Durchblutung und Funktion der Gebärmutter.

OHR

Das obere Drittel des Ohres beinhaltet die Zonen für den gesamten Unterleib, dazu zählen Gebärmutter und Eierstöcke. (1)

HANDINNENFLÄCHE

Die Zonen für Eierstöcke und Gebärmutter liegen in den Handinnenflächen (zum Daumen hin), vom Daumengrundgelenk bis zur Handgelenksfurche/-falte. Hier kann die ganze untere Hand massiert werden. (2)

FUSSINNENSEITE

Die Zonen für die Eierstöcke liegen auf und um den Fußknöchel auf der Innenseite (Seite der großen Zehe). (3)

1

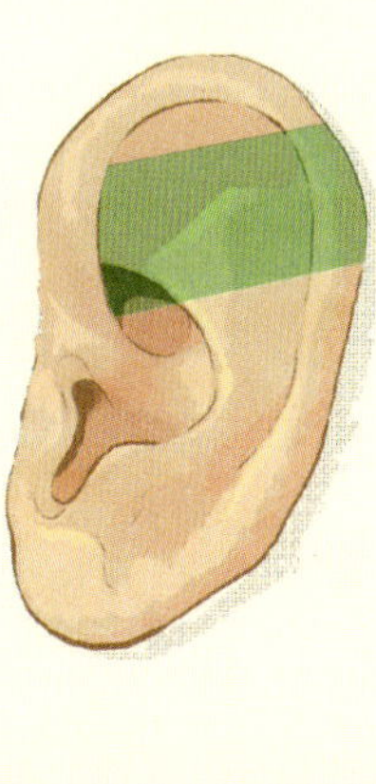

2

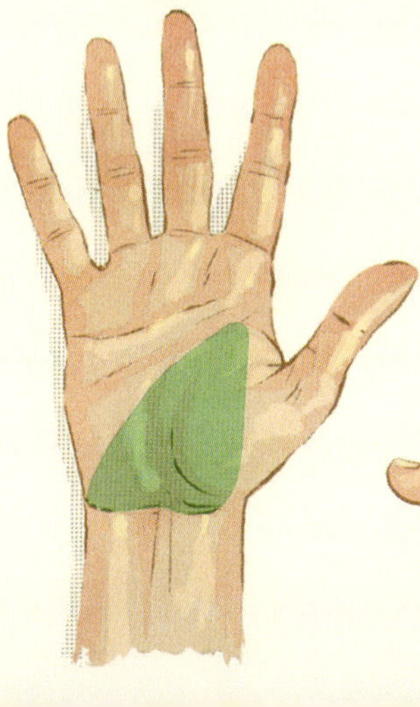

3

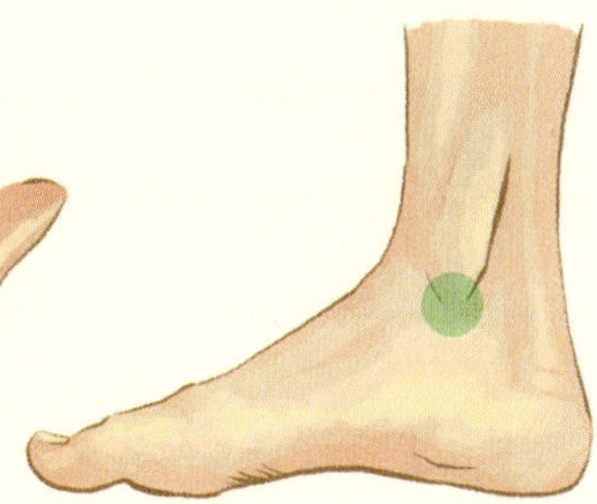

HODEN

Der paarige Hoden (Testis) befindet sich außerhalb des Bauchraums im Hodensack (Scrotum). Im Hoden werden die Samenzellen gebildet und gespeichert.

Im Hoden werden die Steroidhormone Testosteron, Estradiol, Progesteron, DHEA und Estriol gebildet. Mit der Massage der Reflexzonen wird die Produktion aller genannten Hormone stimuliert.

OHR

Die Hodenzone liegt im dritten Viertel des Ohres und erstreckt sich bandförmig quer über das Ohr. Teilen Sie dazu die Ohrfläche in vier Bereiche, wobei das Ohrläppchen den untersten Bereich bildet. (1)

HANDINNENFLÄCHE

In der Handinnenfläche liegt die Hodenzone im Bereich unterhalb des Daumens. Sie erstreckt sich bandförmig quer über die ganze Handfläche und reicht nach unten bis zur Handwurzel. (2)

FUSSINNENSEITE UND -SOHLE

Die Zone für die Hoden liegt direkt an der Ferse, und zwar im Innenfuß (auf der Seite der großen Zehe). Sie zieht sich über die Fußkante bis auf die beginnende Fußsohle. (3)

1

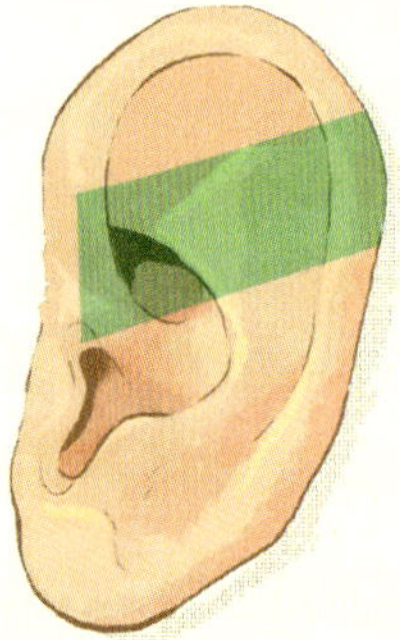

2

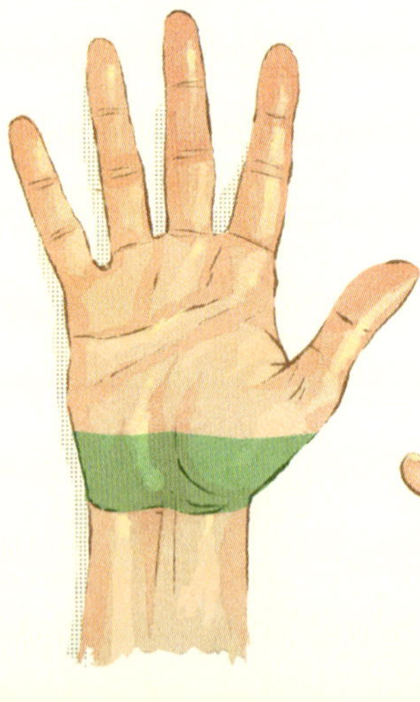

3

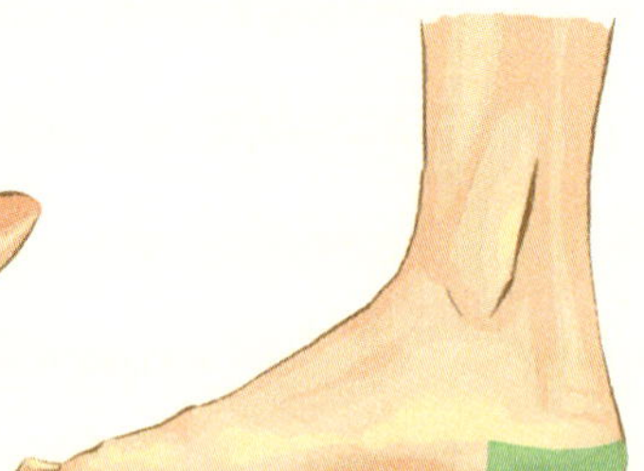

PROSTATA

Die Prostata oder Vorsteherdrüse befindet sich unterhalb der Harnblase des Mannes und umgibt den Anfangsteil der Harnröhre. Beim Erwachsenen ist sie etwa kastaniengroß.

Die Prostata besteht aus Muskelfasern und Bindegewebe. Das milchig-schleimige und alkalische Sekret der Prostata stimuliert die Beweglichkeit der Samenfäden. Die Massage der Reflexzonen regt die Prostata bei mangelnder Sekretbildung an, hilft bei Prostataentzündung und hemmt das Größenwachstum bei gutartiger Vergrößerung.

OHR

Die Prostata-Reflexzone befindet sich im oberen Viertel des Ohres. (1)

HANDINNENFLÄCHE

In der Innenhand erstreckt sich die Zone für die Prostata über das gesamte erste Glied des Zeigefingers. (2)

FUSSINNENSEITE UND -SOHLE

Am Fuß findet man die Zone für die Prostata an der Innenseite der Ferse (auf der Seite der großen Zehe). Sie erstreckt sich über den Rand der Ferse hinweg etwa einen Fingerbreit lang bis auf die Fußsohle im Bereich des Absatzes. (3)

1

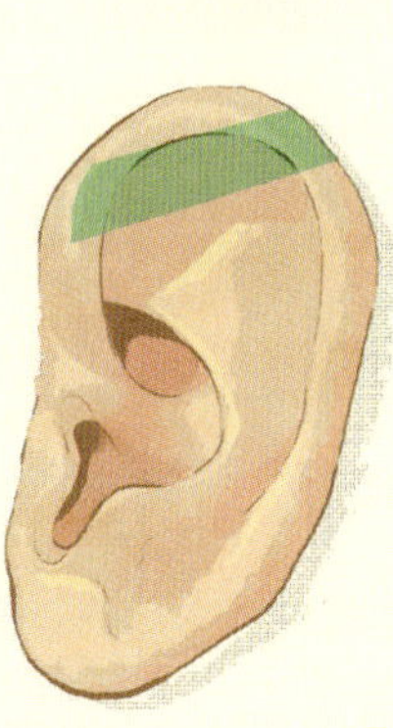

2

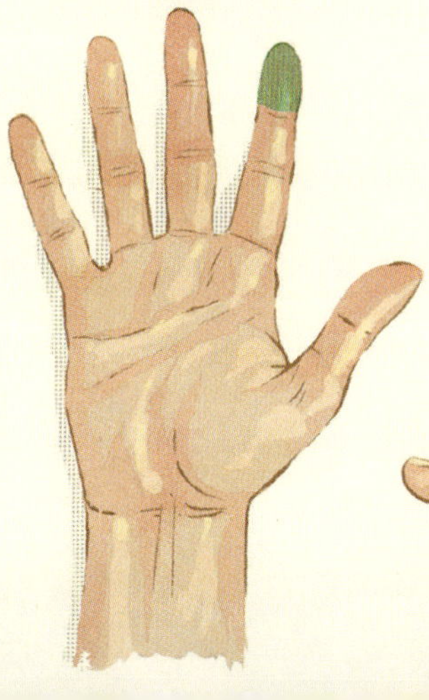

3

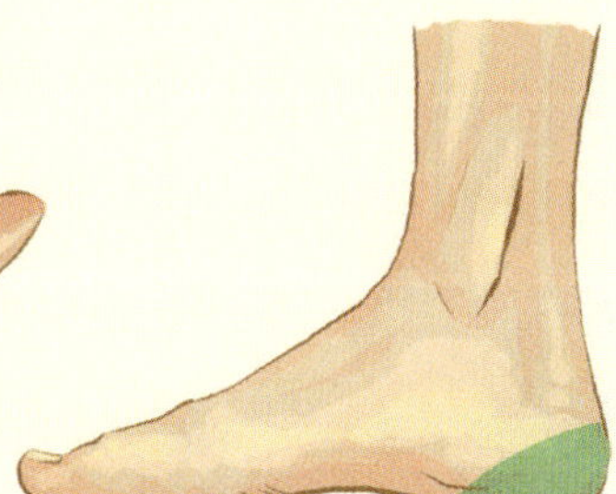

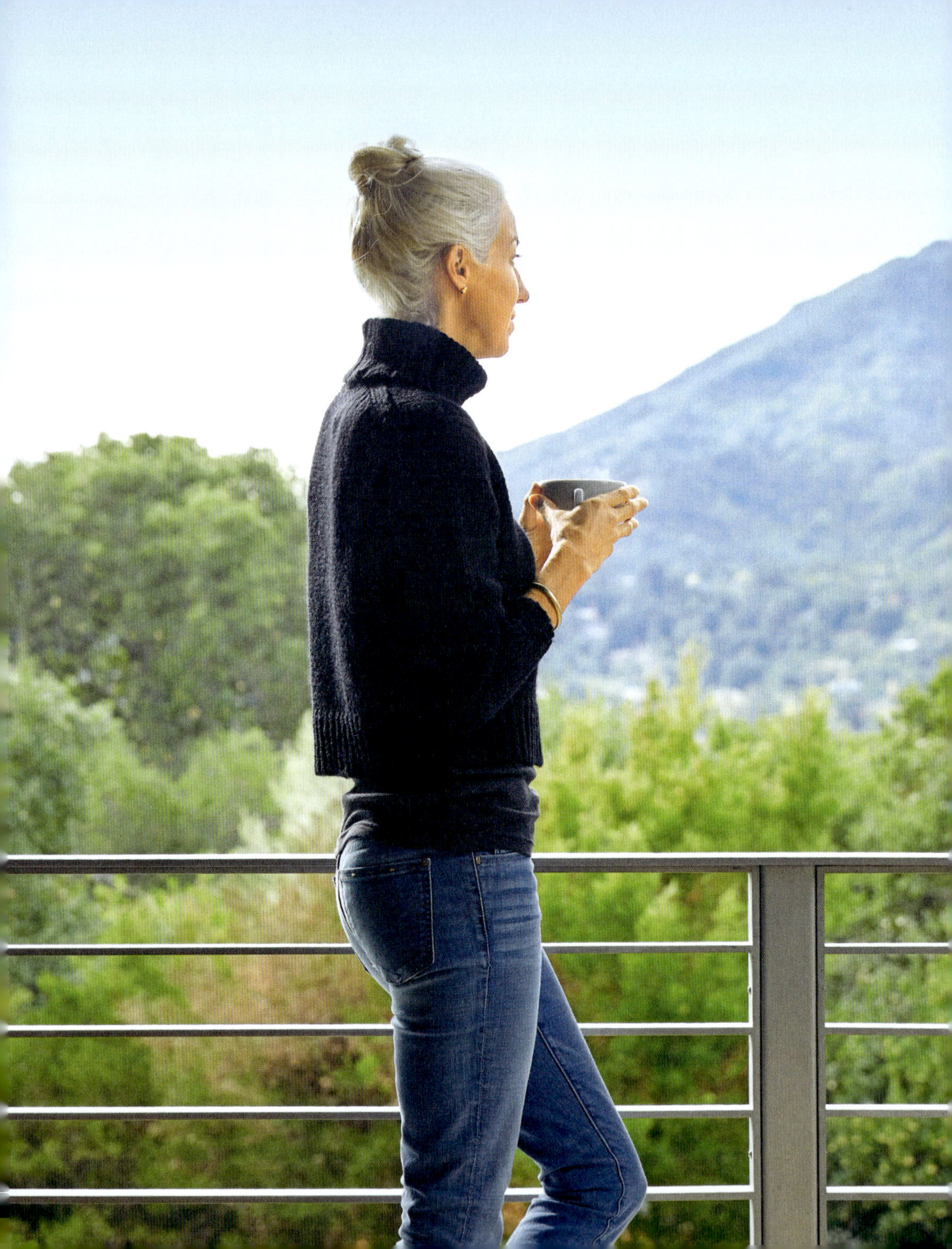

HORMONELL BEDINGTE BESCHWERDEN VON A–Z

Viele Beschwerden haben ihre Ursache in einem gestörten Hormonhaushalt, ganz gleich, ob es sich um Verstopfung, Gelenkschmerzen oder Angstzustände handelt. In diesem Kapitel lesen Sie, wie Sie diese Beschwerden natürlich behandeln können.

KÖRPERLICHE BESCHWERDEN BEHANDELN
88

SEELISCHE UND GEISTIGE PROBLEME BEHANDELN
128

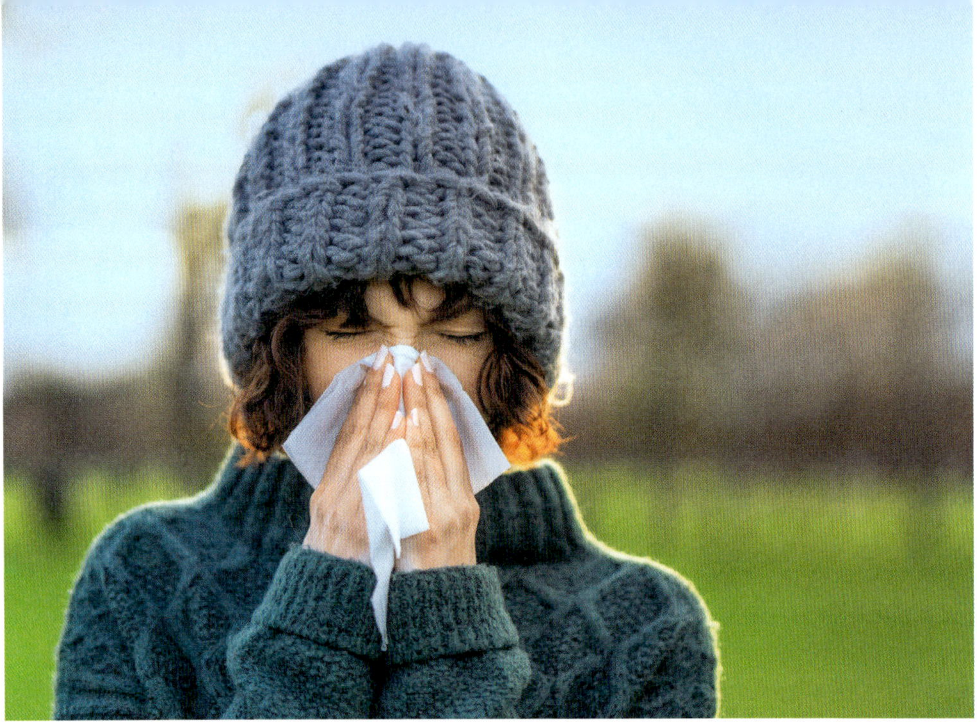

KÖRPERLICHE BESCHWERDEN BEHANDELN

In diesem Kapitel finden Sie körperliche Krankheiten alphabetisch beschrieben, die eine hormonelle Ursache haben können.

Aufbau der Krankheitsbilder:

In einer kurzen Einleitung erläutere ich die medizinischen Hintergründe der Beschwerde. Handelt es sich beim Titel um einen zusammenfassenden Begriff, erfahren Sie hier, welche Krankheiten sich dahinter verbergen.

Unter »Hormonelle Ursachen« nenne ich die Hormone, die bei den Beschwerden fehlen oder erhöht sind, und die Gründe.

Im Absatz »Behandlung« lesen Sie, was Sie dagegen unternehmen können. Da es bei hormonbedingten Beschwerden nicht damit getan ist, nur die fehlenden Hormone anzuwenden, besteht mein Hormonkonzept aus mehreren Säulen, die die Regulation der natürlichen Abläufe zum Ziel haben: homöopathisch aufbereitete bioidentische Hormone, Therapieschemata, Schüßler-Salze, Reflexzonentherapie, hilfreiche Nahrungsmittel und weitere Therapievorschläge. Heilpflanzen, die die Hormone beeinflussen, finden Sie auf den **Seiten 58 bis 73**.

Hinweis: Die im Kapitel genannten Präparate sind nur eine Auswahl. Es besteht kein Anspruch auf Vollständigkeit. Wenn nichts angegeben ist, nehmen Sie die Präparate bitte nach Packungsbeilage ein.

ABWEHRSCHWÄCHE

Sind Sie oft erkältet – und dies nicht nur in der kalten Jahreszeit, sondern auch im Sommer? Oder leiden Sie unter Allergien? Dann könnte Ihr Immunsystem geschwächt sein. In diesem Fall breiten sich Erreger wie Bakterien, Viren oder Pilze ungehindert im Körper aus und führen zu Krankheiten.

Hormonelle Ursachen

Ein geschwächtes Immunsystem ist häufig die Folge von zu viel Stress! Er führt langfristig zu DHEA- und Cortisolmangel, weil die Nebennieren, die Hauptproduktionsstätten dieser Hormone (**siehe Seite 112**), permanent überfordert sind. Irgendwann stockt dann die Hormonproduktion, die Abwehr kränkelt. Abwehrschwäche kann auch auf einen Mangel an Progesteron und Schilddrüsenhormonen hindeuten.

Lassen Sie diese Werte bestimmen:

- Cortisol und DHEA im Speichel
- Progesteron
- zusätzlich die Schilddrüsenwerte
- Sind Ihre Schleimhäute oft trocken, rate ich, den Estriolwert ermitteln zu lassen.

Behandlung

Hat die Speicheluntersuchung Defizite erbracht, wenden Sie die entsprechenden Hormone an (**siehe Seite 47**). Zusätzlich rate ich zum Therapieschema 2 (**siehe Seite 51**).

Schüßler-Salze: Bewährt hat sich mein Immunschema. Nehmen Sie 14 Tage lang das Salz Nr. 3 Ferrum phosphoricum D12, dann 14 Tage das Salz Nr. 7 Magnesium phosphoricum D6 und noch zwei Wochen das Salz Nr. 6 Kalium sulfuricum D6 ein, jeweils 3-mal 2 Tabletten über den Tag verteilt.

KNOBLAUCH ALS NATÜRLICHES ANTIBIOTIKUM

Knoblauch versorgt den Körper mit den Vitaminen A, B und C. Dafür genügt schon eine Zehe pro Tag. Die gesunde Knolle ist außerdem ein natürliches Antibiotikum. Der Inhaltsstoff Allicin wirkt noch in einer 100 000-fachen Verdünnung antibakteriell, das heißt, er tötet Bakterien ab. Wer regelmäßig rohen Knoblauch isst, schützt sich somit wirksam vor Infektionen.

Reflexzonen: Massieren Sie die Nebennieren-Zonen (**siehe Seite 79**).
Hilfreiche Nahrungsmittel: Verzehren Sie vor allem in der kalten Jahreszeit Nahrungsmittel mit hohem Vitamin-C-Gehalt, wie zum Beispiel Paprika, Wirsing, Sauerkraut, Rosenkohl, Brokkoli oder Zitrusfrüchte und Sanddorn. Hilfreich ist auch Knoblauch (**siehe Seite 89**).

WAS SONST NOCH HILFT

Versuchen Sie, Ihren Stress zu reduzieren. Planen Sie wöchentlich ein- bis zweimal Unternehmungen mit der Familie oder mit Freunden. Oder gehen Sie am Wochenende mehrere Stunden entspannt wandern (**Info, siehe Seite 79**). Das Immunsystem können Sie zusätzlich mit Echinacea angustifolia Urtinktur® (von Weleda) stimulieren.

ALLERGIEN, NAHRUNGSMITTELUNVERTRÄGLICHKEITEN

Allergien hängen oft mit einem gestörten Abwehrsystem zusammen. Allerdings ist es hier nicht geschwächt, sondern es reagiert auf eigentlich harmlose Stoffe wie Blütenpollen mit einer übermäßigen Abwehrhandlung. Bei einer Nahrungsmittelunverträglichkeit richten sich die allergischen Reaktionen gegen Bestandteile der Nahrung.

Hormonelle Ursachen

Ein Estriolmangel kann die Ursache sein für empfindliche Schleimhäute in der Nase und im Rachen, in den Bronchien oder im Darm, außerdem für allergische Hautreaktionen wie Neurodermitis. Aber auch niedrige Werte von DHEA, Progesteron und Cortisol sind mögliche Auslöser für Allergien. Nach Dr. Riedweg (**siehe Seite 20**) hat jede Allergie ein Cortisoldefizit als Ursache. Dadurch fehlt dem Körper die Energie, die er für ein intaktes Immunsystem zur Verfügung stellen muss. Auch bei Nahrungsmittelunverträglichkeiten finden wir oft einen erniedrigten Estriolwert; ebenso können niedrige Schilddrüsenwerte dafür verantwortlich sein – wie generell bei Allergien.
Lassen Sie diese Werte bestimmen:

- an erster Stelle den Estriolwert
- zusätzlich den Estradiolwert, wenn die Haut betroffen ist
- auch den Progesteron-, DHEA- und Cortisolwert
- Sollte sich nichts Auffälliges ergeben, empfehle ich, die Hormonwerte der Schilddrüse ermitteln zu lassen.

Behandlung

Je nach Mangel setzen Sie die entsprechenden Hormone ein, in der Regel Estriol, Estradiol und oft auch Cortisol (**siehe Seite 47**). Zusätzlich ist das Therapieschema 2 wichtig, um die Nebennieren und die Abwehr zu stärken. Verläuft die Heilung schleppend, lassen Sie nach sechs bis acht Wochen das Therapieschema 1 folgen (**siehe Seite 51**).
Schüßler-Salze: Am besten hilft mein Immunschema (**siehe Seite 89**).

Reflexzonen: Massieren Sie die Nebennieren-Zonen (**siehe Seite 79**).
Hilfreiche Nahrungsmittel: Rohes Sauerkraut, täglich drei Esslöffel, stärkt die Abwehr, denn es fördert die Besiedelung des Darms mit Laktobazillen.

WAS SONST NOCH HILFT

Bewegung an der frischen Luft, wenigstens ein Spaziergang pro Tag, stärkt die Abwehr, ebenso Saunabesuche. Bei Allergien der Atemwege hilft das Komplexmittel Heuschnupfenspray® oder Gencydo® Augentropfen (beide von Weleda, aus der Apotheke).

APPETITSTÖRUNGEN

Bei einer Appetitstörung, das heißt man hat gar keinen Appetit oder aber ausschließlich Lust auf bestimmte Lebensmittel, handelt es sich nicht um eine Krankheit, sie kann aber darauf hindeuten, dass im Körper etwas nicht stimmt. Häufig ist sie ein versteckter Hinweis, dass es dem Körper an Hormonen mangelt.

Hormonelle Ursachen

Lust auf Schokolade, Sahne oder Butter weist auf einen Progesteronmangel hin, Heißhunger auf Süßes oder Salziges auf einen Mangel an Cortisol und DHEA. Ist kein Appetit vorhanden, kann zu viel Cortisol oder DHEA die Ursache sein.

Lassen Sie diese Werte bestimmen:

- in erster Linie den Progesteronwert
- bei Gewichtsproblemen auch Estradiol, Estriol und Testosteron
- bei Appetitmangel DHEA und Cortisol

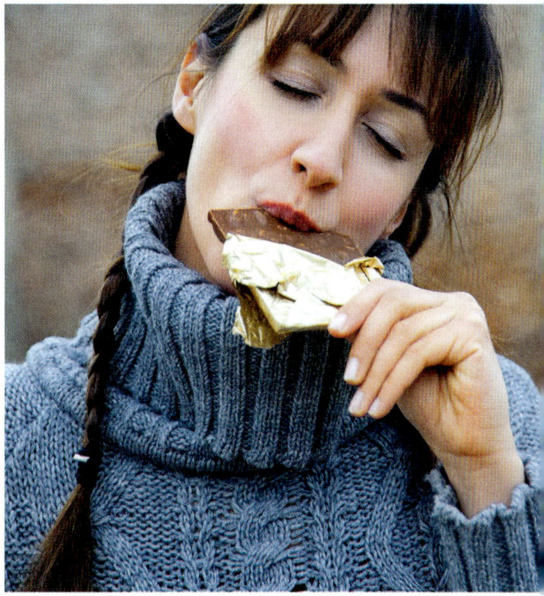

Häufiger Heißhunger auf Schokolade kann auf einen Progesteronmangel hindeuten.

Behandlung

Nehmen Sie je nach Befund das entsprechende Hormon ein (**siehe Seite 47**). Zusätzlich empfehle ich das Therapieschema 1 bei Progesteronmangel, das Therapieschema 2, wenn DHEA und Cortisol nicht im Normbereich liegen (**siehe Seite 51**).
Schüßler-Salze: gegen übermäßigen Appetit Nr. 7 Magnesium phosphoricum D6 als »Heiße Sieben« (**siehe Seite 53**)

Reflexzonen: Massieren Sie die Nebennieren-Zonen (**siehe Seite 79**).

Hilfreiche Nahrungsmittel: Bei einem Progesteronmangel ist es hilfreich, dem Verlangen des Körpers nach Sahne, Butter oder Crème fraîche nachzukommen. Dadurch wird der Progesteronspiegel angehoben, und man fühlt sich wohler.

WAS SONST NOCH HILFT

Bei Appetitlosigkeit helfen Amara-Tropfen® (von Weleda, aus der Apotheke), bei Progesteronmangel ein Yamswurzel-Präparat, etwa FemBal® (**siehe Seite 139**).

ASTHMA, ATEMNOT

Bei Asthma handelt es sich um eine chronische Erkrankung der Atemwege mit anfallsweise auftretender Atemnot und Atemgeräuschen, außerdem kommt es zu Kurzatmigkeit. Die Bronchien zeigen eine ständige Bereitschaft für Entzündungen. Ursache ist meist eine Überempfindlichkeit (Allergie), etwa auf Hausstaub, Pollen oder Zigarettenrauch. Auch Entzündungen oder psychische Störungen können Auslöser für Asthma oder Atemnot sein.

Hormonelle Ursachen

Häufig liegt ein Mangel am Schleimhauthormon Estriol vor. Wichtig für die Abwehr sind DHEA (sein Wert sollte über 220 pg/ml liegen) und Cortisol.

Lassen Sie diese Werte bestimmen:

- Estriol und DHEA
- Tagesprofil von Cortisol

Behandlung

Wenden Sie je nach Befund die Hormone an (**siehe Seite 47**). Zusätzlich ist das Therapieschema 1 angezeigt, nach sechs bis acht Wochen folgt Schema 2 (**siehe Seite 51**).

Schüßler-Salze: Bewährt hat sich mein Asthma-Schema: vor dem Frühstück Nr. 5 Kalium phosphoricum D6, vor dem Mittagessen Nr. 6 Kalium sulfuricum D6, abends Nr. 7 Magnesium phosphoricum D6 – jeweils als »Heiße Sieben« (**siehe Seite 53**).

Reflexzonen: Massieren Sie die Nebennieren-Zonen (**siehe Seite 79**).

Hilfreiche Nahrungsmittel: Wichtig sind Nahrungsmittel, die die Schleimhäute stärken, wie Tomaten, Mangos, Quitten, Orangen.

WAS SONST NOCH HILFT

Flores Tritici comp.® (von Weleda, aus der Apotheke) hilft gemäß der anthroposophischen Lehre bei Allergien, insbesondere der Luftwege, zum Beispiel bei Heuschnupfen.

ZUM ARZT!

Gehen Sie unbedingt zum Arzt, wenn Sie unter Sehstörungen wie verschwommenes Sehen oder einer plötzlichen Verschlechterung des Sehvermögens leiden.

AUGENBESCHWERDEN

Zu den Augenbeschwerden, die auf einen Hormonmangel zurückgehen, gehören in erster Linie trockene, empfindliche, gerötete und gereizte Augen – auch mit Sandkorngefühl; auch Bindehaut- und Lidrandentzündung. Selbst Sehstörungen wie verschwommenes Sehen, plötzliche Verschlechterung des Sehens können auf eine hormonelle Störung hindeuten. Unter Alterssichtigkeit versteht man den altersbedingten Verlust der Fähigkeit, das Auge auf den Nahbereich einzustellen. Von Sehschwäche spricht man bei einer angeborenen oder erworbenen Kurzsichtigkeit.

Hormonelle Ursachen

- rote und trockene Augen, außerdem Bindehaut- und Lidrandentzündung, wenn sie immer wieder auftreten, Sehschwäche, Sehstörungen und Alterssichtigkeit: Mangel an Estriol; auch an Progesteron, Estradiol, Thyroxin und Trijodthyronin
- dunkle Augenringe: Schilddrüsenunterfunktion, Cortisol- und DHEA-Mangel

Lassen Sie diese Werte bestimmen:

- an erster Stelle den Estriolwert
- Um nichts zu übersehen, rate ich, auch Estradiol, Progesteron und die Schilddrüsenhormone bestimmen zu lassen.

Behandlung

Wenden Sie die erniedrigten Hormone an **(siehe Seite 47)**. Zusätzlich kommt das Therapieschema 1 infrage. Sollten Cortisol und DHEA erniedrigt sein, rate ich zum Therapieschema 2 **(siehe Seite 51)**.

Schüßler-Salze: bei trockenen, aber auch bei tränenden Augen Salz Nr. 8 Natrium chloratum D6; bei Sehschwäche Nr. 5 Kalium phosphoricum D6 **(siehe Seite 53)**

Reflexzonen: Massieren Sie die Nebennieren-Zonen **(siehe Seite 79)**.

Hilfreiche Nahrungsmittel: Bei allen beschriebenen Augenproblemen, sogar bei Netzhautstörungen, hilft Grünkohl, wie Armin von Grüner **(siehe Seite 138)** in seinem Buch »Die 4 Ecken des gesunden Lebens« schreibt. Grundlage dafür waren sowohl volksmedizinische Erfahrungen als auch weltweit durchgeführte Studien. Bei Nachtblindheit steigern Chinakohl, Heidelbeeren und Khakifrüchte die Lichtempfindlichkeit. Die Sehkraft stärken Paprika, Tomaten und Heidelbeeren.

WAS SONST NOCH HILFT

Leiden Sie unter Sehschwäche, rate ich zu Augenübungen, etwa nach Dr. Bates (Janet Goodrich, »Natürlich besser sehen«, **siehe Seite 138**).

BINDEGEWEBSSCHWÄCHE

Das Bindegewebe durchzieht den ganzen Körper als Füll-, Gerüst-, Stütz- und Hüllgewebe. Es befindet sich in den organfreien Räumen und hält die Organe, alle Leitungsbahnen sowie Knochen an ihrem Platz. In

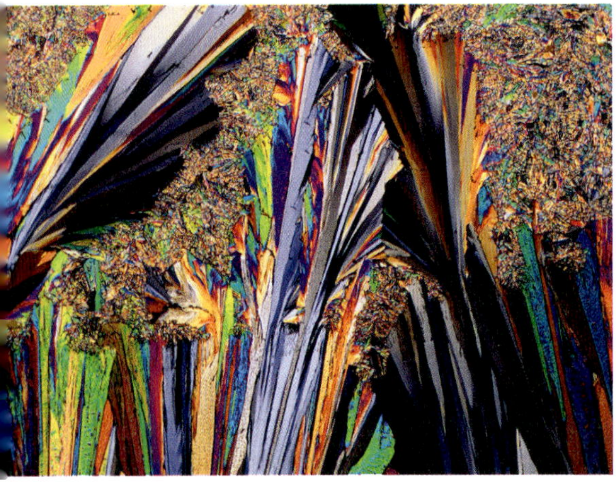

Testosteron – unter dem Mikroskop ein wahres Feuerwerk an Farben – beeinflusst das Bindegewebe.

manchen Zellen des Bindegewebes wird Fett gespeichert. Unter Bindegewebsschwäche versteht man eine konstitutionsbedingte Schwäche der Stützgewebe, die zu typischen Schäden führt wie Krampfadern, Hämorrhoiden, Leistenbruch, Organsenkungen, Senk-Spreiz-Fuß und Arthrose (**siehe Seite 100**). Auch Cellulite (Orangenhaut) ist eine Folge des schwachen Bindegewebes.

Hormonelle Ursachen

- Bindegewebsschwäche bei Frauen und Männern: Testosteronmangel, zu viel Progesteron oder Estriol, zu wenig DHEA
- Organsenkungen: Testosteronmangel

Lassen Sie diese Werte bestimmen:

- an erster Stelle Testosteron
- auch Estriol, Estradiol und Progesteron

Behandlung

Bei Testosteronmangel wenden Sie homöopathisch aufbereitetes Testosteron (**siehe Seite 47**) an. Zusätzlich ist das Therapieschema 1 nötig (**siehe Seite 51**).

Schüßler-Salze: Bei Bindegewebsschwäche haben sich die Salze Nr. 1 Calcium fluoratum D12 und Nr. 11 Silicea D12 (**siehe Seite 53**) sowie die Salben Nr. 1 und Nr. 11 bewährt; tragen Sie die Salben zweimal täglich auf das geschwächte Bindegewebe auf.

Reflexzonen: Massieren Sie die Eierstock- bzw. Hoden- und die Nebennieren-Zonen (**siehe Seite 83, 84, 79**).

Hilfreiche Nahrungsmittel: Kürbis hilft in allen Zubereitungsarten innerlich – er wirkt verjüngend, weil er aufgrund seiner Inhaltsstoffe das Gewebe festigt und strafft. Bei Cellulite polstert Kürbiskernöl, täglich aufgetragen, das Gewebe auf. Legen Sie zweimal wöchentlich frische Ananas in Scheiben geschnitten für 30 Minuten auf die Haut.

WAS SONST NOCH HILFT

Reiben Sie das erschlaffte Gewebe mit Oleum aetherum Rosmarini® (von Weleda, aus der Apotheke) ein.

BLASENSCHWÄCHE UND -ENTZÜNDUNGEN

Bei einer Blasenschwäche (Inkontinenz) ist man nicht mehr fähig, den Harnabgang zu kontrollieren. Stress, Husten oder Lachen sowie übermäßiger Harndrang oder auch eine Blasenentzündung bewirken, dass der Blasenschließmuskel seinen Dienst versagt.

Hormonelle Ursachen

- Blasenschwäche: Estriolmangel, auch DHEA- und Progesteronmangel
- häufig auftretende Entzündungen: Mangel an Estriol oder Progesteron

Lassen Sie diese Werte bestimmen:

- Estriol, DHEA und Progesteron

Behandlung

Wenden Sie die fehlenden Hormone (**siehe Seite 47**) an. Das Therapieschema 1 ist angezeigt, wenn Estriol und Progesteron nicht im Lot sind, Therapieschema 2 bei Störungen im DHEA-Haushalt (**siehe Seite 51**).

Schüßler-Salze: bei Schwäche des Blasenschließmuskels Nr. 5 Kalium phosphoricum D6; bei einer akuten Entzündung Nr. 9 Natrium phosphoricum D6 (**siehe Seite 53**)

Reflexzonen: Massieren Sie die Eierstock-, Gebärmutter- und Nebennieren-Zonen (**siehe Seite 83, 79**).

Hilfreiche Nahrungsmittel: Artischocke

WAS SONST NOCH HILFT

Birkenelixier® regt die Nierenausscheidung an. Abwehrstärkend wirkt Echinacea angustifolia Urtinktur® (beide von Weleda, aus der Apotheke). Beckenbodentraining wirkt bei konsequenter Anwendung manchmal Wunder bei Gebärmutter- und bei Blasenbeschwerden. Hilfreich ist auch das ansteigende Fußbad: Füllen Sie eine Schüssel mit 34° warmem Wasser, stellen Sie die Füße ins Wasser (bis kurz oberhalb der Knöchel). 15 Minuten lang jeweils eine Tasse Wasser entnehmen und eine Tasse warmes Wasser zugeben. Die Wassertemperatur muss pro Minute um etwa 0,5° bis auf 45° ansteigen. Die Temperatur nur so lange steigern, wie es erträglich ist. Nach dem Bad die Füße abfrottieren und kurze Zeit nachruhen.

BRUSTBESCHWERDEN

Dazu gehören nicht nur als zu klein oder als zu groß empfundene Brüste, sondern ebenso Schmerzen, ein Spannungsgefühl in den Brüsten und harte Brüste. Auch können sich im Brustgewebe Zysten bilden.

LEISTUNGSSPORT VERMÄNNLICHT

Bei Frauen und Männern, die Leistungssport treiben, wird mehr Testosteron ausgeschüttet als bei anderen Menschen. Das ist der Grund, weshalb Frauen, betätigen sie sich beispielsweise im Bodybuilding, eine männliche Körperform entwickeln. Das gesunde Verhältnis zum Estradiol stimmt dann nicht mehr, in der Folge können sich dadurch auch die Brüste verkleinern.

Hormonelle Ursachen

- harte, schmerzende und spannende Brüste: Progesteron- oder Estriolmangel
- Brustspannen: auch Schilddrüsenunterfunktion
- zu große Brüste: zu viel Estradiol
- kleine und flache Brüste: Überschuss an Testosteron
- Brustzysten: sowohl zu viel als auch zu wenig Progesteron und Estriol, Schilddrüsenunterfunktion

Lassen Sie diese Werte bestimmen:

- generell bei Brustbeschwerden Progesteron, Estradiol, Testosteron, Estriol sowie die Schilddrüsenhormone Trijodthyronin und Thyroxin

Behandlung

Wenden Sie die verminderten Hormone homöopathisch aufbereitet in der Potenz D4 an **(siehe Seite 47)**. Zusätzlich rate ich zum Therapieschema 1 **(siehe Seite 51)**.

Schüßler-Salze: bei Brustschmerzen und -spannen Salz Nr. 7 Magnesium phosphoricum D6 und Salbe Nr. 7; bei harten und schmerzhaften Brüsten Salz Nr. 1 Calcium fluoratum D12 und Salbe Nr. 1; bei kleinen Brüsten Salz Nr. 2 Calcium phosphoricum D6

Reflexzonen: Massieren Sie die Zonen, die die Eierstöcke und Gebärmutter stimulieren **(siehe Seite 83)**.

Hilfreiche Nahrungsmittel: Bei Progesteronmangel empfehle ich Butter, Crème fraîche, Schmand und Sahne.

WAS SONST NOCH HILFT

Bei Brustzysten habe ich gute Erfahrungen gemacht mit dem homöopathischen Mittel Apis D4 (Apotheke). Nehmen Sie dreimal täglich fünf Tropfen ein.

DIABETES DURCH PROGESTERONMANGEL

Nach Dr. Platt **(siehe Seite 12)** ist die hohe Blutzuckerkonzentration bei Diabetikern die Folge von zu viel Insulin und nicht von zu geringer Insulinproduktion. Insulin sorgt dafür, dass der Blutzucker, den der Körper nicht verbraucht, in Fett umgewandelt und in Fettzellen eingelagert wird. Haben die Fettzellen ihre Aufnahmekapazität erreicht, bleibt der Zucker im Blut. Dies ist die Ursache für den erhöhten Blutzuckerspiegel und führt zur Diagnose Diabetes. Werden nun Präparate eingesetzt, die die Insulinproduktion erhöhen, wird mehr Zucker in Fett umgebaut und in die Fettzellen eingelagert – sofern dies dem Körper noch möglich ist. Dadurch kommt es zur weiteren Gewichtszunahme. Das Fatale ist, dass das erhöhte Insulin auch die Abgabe von Fett aus den Fettzellen behindert und in der Leber den Zucker in Fett umwandelt, wodurch es zur Fettleber kommt. Nach Dr. Platt ist ein Mangel an Progesteron die Ursache für Übergewicht, denn es senkt das Insulin und reguliert die Blutzuckerwerte.

DIABETES MELLITUS

Die Zuckerkrankheit (Diabetes Typ 2) ist in erster Linie eine Stoffwechselerkrankung, die aber den Hormonhaushalt belastet. Wird zu viel, zu kalorien- und zu kohlenhydratreich gegessen, muss die Bauchspeicheldrüse permanent Hochleistung erbringen, um den übermäßig vorhandenen Blutzucker durch die Bereitstellung von Insulin zu kompensieren. In der Folge erlahmt sie und kann nicht mehr genügend Insulin produzieren.

Hormonelle Ursachen

- Funktionsstörung der Bauchspeicheldrüse mit erhöhten Blutzuckerwerten: Mangel an Progesteron, Testosteron oder Thyroxin bzw. Trijodthyronin; auch DHEA-Mangel
- niedriger Blutzuckerspiegel, etwa durch eine Stoffwechselerkrankung, wenig Nahrungsaufnahme oder körperliche Verausgabung: Progesteronmangel oder gestörter Cortisolstoffwechsel (meist verminderte, aber auch erhöhte Werte); der Hormonmangel kann Auslöser und Folge des niedrigen Blutzuckerspiegels sein.

Lassen Sie diese Werte bestimmen:

- von Cortisol ein Tagesprofil
- DHEA, Estriol, Estradiol, Testosteron und Progesteron

Behandlung

Je nach den Mangelzuständen sollten Sie die fehlenden Hormone anwenden **(siehe Seite 47)**. Zusätzlich ist bei einem Mangel an den Geschlechtshormonen das Therapieschema 1 geeignet, bei Cortisol- und DHEA-Mangel empfehle ich das Therapieschema 2 **(siehe Seite 51)**.

Schüßler-Salze: Nr. 9 Natrium phosphoricum D6, Nr. 10 Natrium sulfuricum D6 und Nr. 21 Zincum chloratum D6 **(siehe Seite 53)**

Reflexzonen: Massieren Sie die Bauchspeicheldrüsen-Zonen **(siehe Seite 82)**.

Hilfreiche Nahrungsmittel: Eine Studie, die im Jahr 2012 an der Universität Sydney durchgeführt wurde, hat gezeigt, dass Ingwer – roh oder als Tee zubereitet – die Blutzuckerwerte senkt. Topinambur-Knollen – roh als Salat oder gedämpft zubereitet – stärken die Bauchspeicheldrüse. Zimt als Tee hilft ebenso. Chromhaltige Lebensmittel, etwa Eigelb, Hefe, Vollkorn oder Hühnerbrust, beschleunigen den Zuckerabbau.

ZIMTEXTRAKT BEI DIABETES

Eine Studie von B. Mang et al. der Universität Hannover von 2006 hat bestätigt, dass durch Einnahme eines wässrigen Zimtextraktes (von Diabetruw®, erhältlich in der Apotheke) der Blutzuckerspiegel bei Typ-2-Diabetikern wirksam gesenkt werden konnte. Ganz genau weiß man noch nicht, wie Zimt auf die Bauchspeicheldrüse wirkt. Es wird angenommen, dass die Glukoseaufnahme der Zellen erhöht wird.

WAS SONST NOCH HILFT

Tropfen aus der Rinde von *Hintonia latiflora* (Sucontral®, aus der Apotheke) helfen den Blutzucker zu senken. Valeo® Kapseln (**von Anusan, siehe Seite 139**) dienen der Stärkung bei chronischen Krankheiten.

Hinweis: Kaffee regt die Insulinproduktion an, ist also zum Abnehmen nicht geeignet!

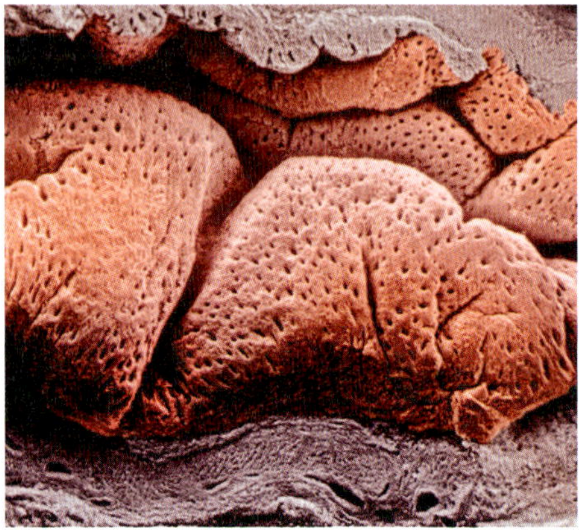

Der Einfluss der Hormone zeigt sich deutlich an den Veränderungen der Gebärmutterschleimhaut.

GEBÄRMUTTER-, EIERSTOCK- UND VAGINALBESCHWERDEN

Häufig vorkommende Erkrankungen im Bereich der Gebärmutter und Eierstöcke, bei denen fast immer hormonelle Störungen vorliegen, sind zum Beispiel

- Menstruationsbeschwerden: zu starke, zu geringe, ausbleibende oder sehr schmerzhafte Periodenblutung
- das Prämenstruelle Syndrom (PMS) mit Brustschwellung und Brustschmerzen, Schmerzen vor der Periode, Kopfschmerzen, Völlegefühl, seelischer Verstimmung
- eine trockene, schmerzhafte Scheidenschleimhaut
- Ausfluss aus der Scheide
- Endometriose (außerhalb der Gebärmutterinnenschicht gelegene, gutartige Wucherungen der Gebärmutterschleimhaut) mit Schmerzen, verlängerter Blutung vor und während der Menstruation
- Eierstockzyste: durch eine Gewebskapsel abgeschlossener Hohlraum, der mit Flüssigkeit gefüllt ist
- Myom: gutartige Geschwulst aus Muskelzellen in der Gebärmutter
- Bei einer Gebärmuttersenkung ist das Gewebe von Muskeln und Bändern nicht straff und fest.
- Polyzystisches Ovarialsyndrom (PCO-Syndrom) mit Zyklusstörungen und oft fehlendem Eisprung; häufige Ursache für Kinderlosigkeit

Hormonelle Ursachen

- Probleme mit der Regelblutung deuten auf eine Östrogendominanz (**siehe Seite 13**), auf Stress oder Burn-out hin. Liegt eine Stressbelastung vor, wird mehr Progesteron verbraucht, wodurch der Estriolspiegel sinkt. Das hat zur Folge, dass die Blutung ausbleiben kann. Ist der Stress vorbei, setzt sie wieder ein.

- Zyklusverschiebungen, Schmier-/Zwischenblutung: Progesteron-/Estradiolmangel (auch zu viel Progesteron)
- zu heftige oder unregelmäßige Blutungen: zu viel oder zu wenig Cortisol und DHEA, Schilddrüsenüber- oder -unterfunktion
- Prämenstruelles Syndrom: Mangel an Cortisol oder DHEA
- trockene, empfindliche Scheide, wenn der Geschlechtsverkehr zur Qual wird; Vaginaljuckreiz; Ausfluss; Zusammenwachsen der Schamlippen bei jungen Mädchen; Vorhautverengung (Phimose) bei Jungen: Estriolmangel
- Endometriose: Verdacht auf Estriol-/Progesteronmangel
- Myom: Estriol- oder/und Progesteronmangel; Progestine (synthetisches Progesteron, das etwa in der »Pille« enthalten ist) gaukeln dem Körper vor, dass er ausreichend Progesteron besitzt, es kommt zum Mangel und in der Folge zu einer harten und starren Uteruswand.
- Zysten an den Eierstöcken: meist Schilddrüsenüberfunktion, seltener -unterfunktion oder Progesteronmangel, ebenso erhöhtes Testosteron
- Gebärmuttersenkung: Testosteronmangel
- Bei Frauen, denen Gebärmutter und Eierstöcke entfernt wurden, hängen viele körperliche und psychische Probleme mit einem Mangel an Progesteron zusammen.
- Polyzystisches Ovarialsyndrom: erhöhte Werte an männlichen Hormonen

Lassen Sie diese Werte bestimmen:

- bei allen Beschwerden Estriol, Estradiol, Progesteron, Cortisol, Testosteron, DHEA und zusätzlich die Schilddrüsenwerte.

Behandlung

Wenden Sie je nach Befund die Hormone in der Potenz D4 bzw. D6 an **(siehe Seite 47 und 50)**. Sind die Geschlechtshormone erniedrigt, ist das Therapieschema 1 angezeigt, bei Cortisol- und DHEA-Mangel das Therapieschema 2 **(siehe Seite 51)**.

Schüßler-Salze: bei krampfartiger, schmerzhafter Menstruation das Salz Nr. 7 Magnesium phosphoricum D6 als »Heiße Sieben«; wenn die Regel nach einem Schockerlebnis ausbleibt Nr. 5 Kalium phosphoricum D6; bei Zysten das Salz Nr. 4 Kalium chloratum D6 **(siehe Seite 53)**

Reflexzonen: Massieren Sie die Zonen, die die Gebärmutter und Eierstöcke stimulieren **(siehe Seite 83)**.

Hilfreiche Nahrungsmittel: Bei Progesteronmangel helfen Sahne, Schmand und Crème fraîche, auch Gurken, Karotten und Ingwer.

WAS SONST NOCH HILFT

Bei Menstruationsstörungen und -schmerzen sowie PMS hilft Schafgarben-Tee (Apotheke). Trinken Sie täglich drei Tassen Tee.

Bei Zysten rate ich zu dem homöopathischen Mittel Apis D4 (Apotheke, dreimal täglich fünf Tropfen). Bei Störungen der Menstruation hat sich Menodoron® (von Weleda, aus der Apotheke) bewährt. Generell bei Progesteronmangel, vor allem aber für Frauen mit einer Totaloperation, kann die Yamswurzel (etwa FemBal®, **siehe Seite 139**) die Lebensqualität verbessern.

GELENK-, BÄNDER-, SEHNEN- UND MUSKELBESCHWERDEN

Schmerzende, knackende Gelenke weisen auf Gelenkverschleiß, zu wenig Gelenkkapselflüssigkeit (Synovia) oder auf Entzündungen hin. Ursachen sind Be- und Überlastung durch Leistungssport, falsche Belastung durch Fehlstellung bzw. Fehlhaltung oder Übergewicht. Bei Arthrose (Abnützungserscheinungen der Gelenke) steht der Belastungs- und Anlaufschmerz im Vordergrund, die Arthritis (Gelenkentzündung) ist durch Röte, Schwellung, Wärme und Schmerz gekennzeichnet. Weitere Beschwerden sind Muskelverspannungen als Folge von Stress, Muskelschwäche, Rückenschmerzen oder die Fibromyalgie, eine chronische Schmerzerkrankung des Bewegungsapparates. Bei Letzterer spielen sowohl Muskeln, Bänder und Sehnen als auch die Psyche eine Rolle. Bei Rheuma, besser rheumatoide oder chronische Arthritis, sind die Gelenke angeschwollen und schmerzen auch in Ruhe. Durch die Entzündung werden sie schnell zerstört. Das Überbein (auch Hygrom oder Ganglion) ist eine flüssigkeitsgefüllte Zyste, die aus einem Schleimbeutel oder einer Gelenktasche entsteht.

Hormonelle Ursachen

- Arthrose und Arthritis: Mangel an Estriol, auch an Progesteron, Thyroxin, Trijodthyronin und DHEA (bei Entzündungen). Ein Mangel an Estriol hat Trockenheit zur Folge, das heißt: keine Flüssigkeit um den Knorpel herum und somit keine Nährstoffe. Auch die Geschmeidigkeit von Bändern und Sehnen, zum Beispiel bei der Dupuytren-Krankheit (Verhärtung und dadurch Schrumpfung der Handsehnen), hängt von Estriol ab.
- schmerzhafte Muskelverspannungen: erhöhte Cortisol- oder Testosteronwerte; auch Progesteronmangel oder zu viel Thyroxin und Trijodthyronin
- Muskelschwäche: Mangel an Testosteron, Cortisol, DHEA sowie an Thyroxin und Trijodthyronin; Progesteronmangel und -überschuss
- Nacken- und Rückenschmerzen ohne orthopädischen Grund: zu viel Cortisol und/oder DHEA
- Aufrechterhalten der Beschwerden oder ihre Entstehung bei der Fibromyalgie kann mit Cortisol, DHEA, Estriol, Progesteron und Testosteron zusammenhängen.

Bei Rheuma ist es wichtig, die Abwehr zu stärken, deshalb sollte der DHEA-Wert über 220 pg/ml liegen.

- Überbein: Entzündung oder Estriolmangel, auch Progesteron- und DHEA-Mangel

Lassen Sie diese Werte bestimmen:

- wichtigstes Gelenkhormon ist Estriol

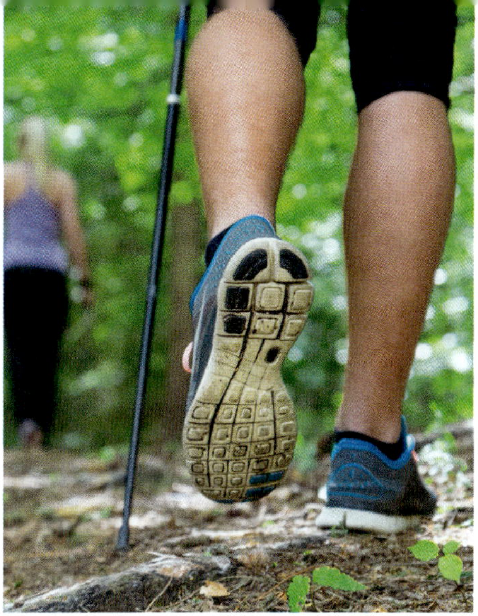

Bleiben Sie in Bewegung! Nordic Walking schont die Gelenke und stärkt die Muskeln.

- bei muskulären Problemen Testosteron, zusätzlich Progesteron und Estradiol
- bei chronisch-entzündlichen Beschwerden und Rheuma Cortisol und DHEA

Behandlung

Bei Mangelerscheinungen nehmen Sie die fehlenden Hormone ein **(siehe Seite 47)**. Zusätzlich kommt bei einem Mangel an Estriol, Progesteron und Testosteron das Therapieschema 1 infrage, bei einem Mangel an Cortisol und DHEA ist das Therapieschema 2 angezeigt **(siehe Seite 51)**.
Schüßler-Salze: zur Regeneration des Knorpels Nr. 1 Calcium fluoratum D12 und Nr. 11 Silicea D12/D6/D3; für die Bildung von »Gelenkschmiere« Nr. 8 Natrium chloratum D6 **(siehe Seite 53)**
Reflexzonen: Massieren Sie die Nebennieren-Zonen **(siehe Seite 79)**.
Hilfreiche Nahrungsmittel: Bei Progesteronmangel siehe **Seite 99.** Schwarzwurzel verbessert die Gleitfähigkeit von Gelenken, Bändern und Sehnen, weil sie Zink, Kupfer, Mangan, Kalium und Jod enthält. Braunhirse hat viel Kieselsäure und hilft bei Arthrose; essen Sie zwei Esslöffel täglich, am besten geschrotet und in Joghurt eingerührt.

WAS SONST NOCH HILFT

Bei Arthrose helfen Nahrungsergänzungsmittel mit Glucosamin, Hyaluron und Chondroitin (etwa Pro Gelenk® von Anusan, **siehe Seite 139**). Auch Schwefelbäder (Apotheke) sind geeignet. Bei Arthritis (generell bei Entzündungen) helfen Ananas- und Papayaenzyme (Apotheke).

HAAR- UND NAGEL-PROBLEME

Das am meisten gefürchtete Haarproblem ist der Haarausfall. Besonders Frauen leiden darunter. Hundert ausfallende Haare pro Tag gelten als nicht krankhaft. Der normale androgenetische diffuse Haarausfall kommt mit dem Alter. Er erstreckt sich bei Frauen gleichmäßig über den ganzen Kopf, bei Männern tritt er an bestimmten Stellen verstärkt auf. Diffuser Haarausfall kann auch mit Eisen-, Zink- oder Biotinmangel (Vitamin H) zusammenhängen. Beim kreisrunden Haarausfall geht das Haar nach und nach an einer münzgroßen bis größeren runden Stelle aus. Er ist nicht hormonell bedingt, sondern vermutlich eine Autoimmunkrankheit, das heißt, das Immunsystem bekämpft körpereigene Stoffe. Auch Wimpern und Augenbrauen können ausfallen.

Manche Menschen beklagen sich dagegen über zu viele Haare – Frauen über Bartwuchs, beide Geschlechter über vermehrte Körperbehaarung. Bei vorzeitig grau werdenden Haaren gibt es keine Erkenntnisse über hormonelle Zusammenhänge; vermutlich fehlen Zink und Kupfer.

Nagelprobleme können sich in brüchigen, dünnen oder aufgequollenen Finger- und Zehennägeln zeigen.

Hormonelle Ursachen

- Die Haare fallen büschelweise aus: Schilddrüsenüberfunktion.
- diffuser Haarausfall: Schilddrüsenunterfunktion, Progesteronmangel, Estradiolmangel; Kryptopyrrolurie **(siehe Seite 109)**
- Wimpern oder Augenbrauen fallen aus: Überfunktion der Schilddrüse.
- Die Haare fetten schnell nach: Überfunktion der Schilddrüse.
- trockene und schuppige Haare: gestörte Schilddrüsenwerte; auch ein Defizit von Estriol und Progesteron
- unerwünschtes Haarwachstum: erhöhte DHEA-Werte oder Progesteron- und Estriolmangel; Testosteronüberschuss
- harte, dicke, mit Längsrillen versehene Finger- und Zehennägel: Schilddrüsenunterfunktion
- dünne, rissige Nägel: Schilddrüsenüberfunktion

Lassen Sie diese Werte bestimmen:

- an erster Stelle bei Haarausfall die Schilddrüsenhormone, Estradiol und Testosteron, dann Estriol und Progesteron
- Bisher hielt man einen erhöhten Testosteronspiegel für die Ursache von Haarausfall bei Frauen. Zwischenzeitlich weiß man, dass auch zu wenig Testosteron in den Wechseljahren Ursache für den Haarausfall sein kann.
- bei allen Problemen mit den Nägeln Testosteron, Estradiol, Progesteron, Estriol sowie die Schilddrüsenhormone Thyroxin und Trijodthyronin

Behandlung

Je nach Mangelzustand nehmen Sie die entsprechenden Hormone ein **(siehe Seite 47)**. Zusätzlich ist das Therapieschema 1 bei Mangel an den Geschlechtshormonen, das Therapieschema 2 bei DHEA-Problemen angezeigt **(siehe Seite 51)**.

Schüßler-Salze: bei diffusem Haarausfall Nr. 11 Silicea D6/D12; bei kreisrundem Haarausfall Nr. 5 Kalium phosphoricum D6 **(siehe Seite 53)**

Reflexzonen: Massieren Sie die Zonen, die die Eierstöcke bzw. die Hoden stimulieren **(siehe Seite 83, 84)**.

Hilfreiche Nahrungsmittel: Karotten, Mais, Oliven, Feigen, Holunder und Mangos fördern das Haarwachstum. Schutz vor vorzeitig grau werdenden Haaren bieten Quitten. Bockshornkleesamen **(siehe Seite 69)** sind wirksam bei Haarausfall, brüchigen Fingernägeln und Kopfekzemen (etwa Cosvida Hair Power® Kapseln, Apotheke).
Generell empfehle ich bei Haarausfall und Haarwachstumsstörungen den ISO-Bicomplex Nr. 10, dreimal täglich zwei Tabletten.

URSACHEN FÜR HAARAUSFALL

Haarausfall kann verschiedene Auslöser haben. Häufig liegt ein Nährstoffmangel von Biotin, Eisen, Silizium und Zink vor. Ist die Darmflora nicht intakt, können diese Vitalstoffe nicht aus der Nahrung aufgenommen werden. An zweiter Stelle stehen Störungen im Hormonhaushalt, wie eine Unterfunktion der Schilddrüse oder ein Mangel an Geschlechtshormonen, zum Beispiel Estradiol und Testosteron. Welches Defizit zuerst vorhanden war, ist manchmal schwer zu ergründen, denn alle Hormone können sich gegenseitig beeinflussen. Ebenso kann sich die Einnahme synthetisch hergestellter Hormone störend auf das Gleichgewicht auswirken.

WAS SONST NOCH HILFT

Falls die Haare dünn und brüchig sind, kann die »Heiße Schere« **(Adressen, siehe Seite 139)** helfen, wenn sie etwa alle paar Wochen vom Friseur angewendet wird. Dabei werden die Haarspitzen versiegelt, das nachwachsende Haar wird dicker. Auch Bierhefe fördert das Haar- und Nagelwachstum und die Regeneration der Zellen aufgrund der enthaltenen B-Vitamine, 16 Aminosäuren und 15 verschiedenen Mineralstoffe und Spurenelemente. Ebenso ist Brennnesselhaarwasser ein hervorragendes Haarwachstumsmittel – etwa Brennnesselhaarbalsam® von Alkmene (Apotheke/Reformhaus). Gute Erfahrungen habe ich in der Praxis mit den Haut-Haare-Nägel-Kapseln (zweimal täglich eine) von RepaVital gemacht **(Adressen, siehe Seite 139)**.

HAUTBESCHWERDEN

Dazu zählen Hautausschläge mit Bläschen, Schuppen oder trockener Haut sowie Hautunreinheiten. Letztere gehen mit Pickeln, Pusteln und Mitessern einher und sind vor allem als Akne bekannt. Sie haben häufig hormonelle Ursachen. Weitere Hautbeschwerden sind die chronisch-entzündlichen Krankheiten Neurodermitis, eine allergische Erkrankung mit extremem Juckreiz und trockener Haut, und Schuppenflechte oder Psoriasis mit silbrig glänzenden, trockenen Schuppen in einem rot eingefassten Bereich, außerdem die Weißfleckenkrankheit (Vitiligo).

Hormonelle Ursachen

Das wichtigste Hormon für die Haut ist Estradiol, fast ebenso wichtig sind die Schilddrüsenhormone.

- Akne mit trockener Haut: Schilddrüsenunterfunktion; auch Testosteronmangel
- Akne mit fettiger Haut: Schilddrüsenüberfunktion; auch zu viel Testosteron, DHEA- und Progesteronmangel
- empfindliche und dünne Haut: Cortisolmangel
- Vorzeitige oder generell übermäßig faltige Haut im Gesicht: Estradiolmangel, denn das Hormon verleiht der Haut Spannkraft. Bei Menschen, denen die Schilddrüse entfernt wurde und die auch keine Thyroxin-Tabletten einnehmen, kann es zum Defizit bei allen anderen Hormonen kommen. Falten im Gesicht können auf diesen Mangel hinweisen.
- unerklärlich auftretender Juckreiz, Schuppenflechte und Neurodermitis: Estradiol- oder Thyroxinmangel
- Vitiligo: Mangel an Estradiol, DHEA, Progesteron und Cortisol

Lassen Sie diese Werte bestimmen:

- Estradiol und die Schilddrüsenhormone
- Sind diese in Ordnung, lassen Sie Testosteron, Estriol und Progesteron bestimmen.

Bei entzündlichen Hautproblemen wie Akne hat sich Brennnesselsaft bewährt.

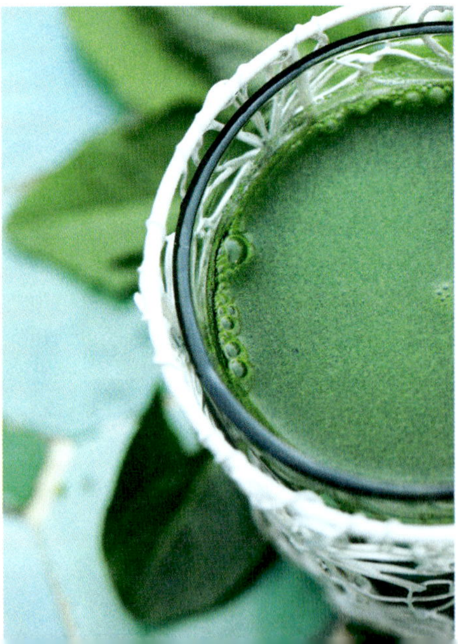

Behandlung

Bei einem Mangel an Schilddrüsenhormonen wird Ihnen der Arzt die Einnahme eines Thyroxinpräparates verordnen. Ist Estradiol erniedrigt, nehmen Sie es homöopathisch aufbereitet ein oder tragen es als Creme auf **(siehe Seite 47)**. Zusätzlich empfehle ich das Therapieschema 1. Sind die DHEA- und Cortisolwerte nicht in Ordnung, wenden Sie neben den Hormonen zusätzlich das Therapieschema 2 an **(siehe Seite 51)**.

Schüßler-Salze: bei entzündlichen Hautbeschwerden Nr. 3 Ferrum phosphoricum D12; bei trockener Haut Nr. 8 Natrium chloratum D6; bei fettiger Haut und Akne Nr. 9 Natrium phosphoricum D6; bei empfindlicher, »dünner«, schlecht heilender Haut Nr. 11 Silicea D12 **(siehe Seite 53)**

Reflexzonen: Massieren Sie die Zonen, die die Schilddrüse, die Nebennieren und Hoden stimulieren **(siehe Seite 80, 79, 84)**.

Hilfreiche Nahrungsmittel: Bei entzündlichen Hautbeschwerden wie Akne und Neurodermitis hilft Brennnesselsaft – er fördert die Entgiftung und regt die Nierenfunktion an (Apotheke / Reformhaus). Karotten verjüngen die Haut; Kürbis und Avocado lindern bei trockener, schuppiger Haut; Gurken und Kartoffelsaft helfen bei spröder Haut an den Händen.

WAS SONST NOCH HILFT

Bei feuchten und trockenen Ekzemen wenden Sie Equisetum arvense Silicea cultum® Tropfen (von Weleda, aus der Apotheke) an. Bei Akne haben sich Agnolyt® Tropfen (Madaus, aus der Apotheke) bewährt, wenn Estradiol vermindert ist.

HERZ-KREISLAUF-BESCHWERDEN

An erster Stelle der Herz-Kreislauf-Erkrankungen steht der Bluthochdruck, das heißt, ein dauerhaft erhöhter Blutdruck über einem Wert von 140 : 90 mmHg. Wenn er auch andere Ursachen hat, wie zum Beispiel Übergewicht, Stress, Rauchen, Bewegungsmangel oder als Folge einer Erkrankung der Nieren oder Schilddrüse auftritt, so spielt die hormonelle Gesamtsituation (meistens liegt ein niedriger Testosteronwert vor) dennoch eine wesentliche Rolle. Hormonell bedingt können auch niedriger Blutdruck, Herzschwäche (Herzinsuffizienz), Durchblutungsstörungen, hoher bzw. niedriger Puls, Anämie (die sogenannte Bleichsucht) und Herzrhythmusstörungen sein.

Hormonelle Ursachen

- Hoher Blutdruck: Folge eines Testosteronmangels; das Herz hat dann nicht die Kraft, das Blut bis in die kleinsten Gefäße zu pumpen. Daraufhin erhöht es die Schlagkraft, Blutdruck und Puls steigen an, was wiederum das Herz noch mehr belastet. Denn auch das Herz ist ein Muskel, der Testosteron benötigt!
- zu niedriger Blutdruck: häufig Mangel an Schilddrüsenhormonen
- schwankender Blutdruck: sowohl Mangel als auch Überschuss an Thyroxin und Trijodthyronin, auch an Cortisol und DHEA
- Pulsschlag verlangsamt: zu wenig Schilddrüsenhormone
- Pulsschlag beschleunigt: zu viele Schilddrüsenhormone
- kalte Hände und Füße: Schilddrüsenhormonmangel oder Mangel an Cortisol
- Anämie: Mangel an Thyroxin und Trijodthyronin
- Herzerkrankungen wie Herzschwäche und Herzschmerzen (zum Arzt!): Mangel an Progesteron oder Testosteron, auch Schilddrüsenüber- oder -unterfunktion
- nächtliches Herzrasen: überdurchschnittlicher Abfall von Cortisol im Schlaf

Generell kann bei Herzrasen, erhöhtem Puls und Herzrhythmusstörungen die Ursache in einem Mangel oder Überschuss von Proges-

TESTOSTERON FÜR DAS HERZ

Nach Meinung der Hormonforscher Dr. Lee und Dr. Platt (**siehe Seite 12**) ist Testosteron das wichtigste Hormon zur Erhaltung der Herzgesundheit (der Herzmuskel enthält die höchste Anzahl an Testosteronrezeptoren im Vergleich zu anderen Muskeln). Dr. Platt veröffentlichte seine Erkenntnisse erstmals 2007 in dem Buch »Die Hormonrevolution« (**siehe Seite 138**). Bei Frauen und Männern, die einen Herzinfarkt erlitten hatten, waren die Testosteronspiegel extrem niedrig.

Diese Befunde bestätigt die TOM-Studie von 2010 (New England Journal of Medicine, 363 und 102). Auch sie ergab kein erhöhtes kardiovaskuläres (Herz und Gefäße betreffendes) Risiko einer Testosterontherapie. Bei ausgeprägtem Testosteronmangel erhöhte eine Therapie mit dem Sexualhormon die Lebensqualität erheblich. Bei den Patienten mit Testosteronmangel zeigten sich Blutarmut, verminderte Libido, Osteoporose (Knochenschwund) und Depressionen.

teron, Cortisol, DHEA, Testosteron, Thyroxin und Trijodthyronin begründet liegen.

- nervöse Herzbeschwerden: Mangel an Progesteron, Cortisol, Testosteron und DHEA

Lassen Sie diese Werte bestimmen:

- an erster Stelle Testosteron
- Progesteron, Cortisol und DHEA, weil sie ebenfalls auf Herz und Kreislauf einwirken und weil das Verhältnis der Hormone zueinander wichtig ist
- auch die Schilddrüsenhormone Trijodthyronin und Thyroxin

Behandlung

Nehmen Sie die verminderten Hormone ein oder tragen Sie die Creme auf (**siehe Seite 47**). Bei Testosteron-/Progesteronmangel kommt das Therapieschema 1 infrage, bei DHEA-/Cortisolmangel ist das Therapieschema 2 angezeigt (**siehe Seite 51**).

Schüßler-Salze: zur Herzstärkung Nr. 5 Kalium phosphoricum D6; bei nervösen Beschwerden Nr. 7 Magnesium phosphoricum D6 (**siehe Seite 53**)

Reflexzonen: Massieren Sie die Zonen, die die Eierstöcke, Gebärmutter und Hoden stimulieren (**siehe Seite 83, 84**).

Hilfreiche Nahrungsmittel: Herzstärkend wirken Zwiebeln, Knoblauch, Pastinaken, Birnen, Erdbeeren und Granatäpfel.

WAS SONST NOCH HILFT

Zur Herzstärkung eignet sich Weißdorn (zum Beispiel Crataegus® Tropfen von Weleda, aus der Apotheke). Begeistert bin ich von dem herzstärkenden Hildegard-Petersilien-Honig-Wein (Petersilientrank Jura®, Meluvin Posch®, **siehe Bezugsquellen Seite 139**). Dr. Platt empfiehlt, zur Herzstärkung, vor allem wenn Cholesterinsenker (Statine) eingenommen

werden, 200 mg Coenzym Q10 täglich (Apotheke). Statine senken nach Dr. Platt den Spiegel von Coenzym Q10 im Körper, dem wichtigsten Antioxidans für das Herz.
Ich bin der Meinung, dass 100 mg ausreichend sind für die Herzstärkung. Das Senken der Cholesterinwerte stellt Platt generell infrage, denn seiner Meinung nach ist das im Alter erhöhte Cholesterin vom Körper beabsichtigt, um die sinkende Hormonproduktion dadurch auszugleichen.

KNOCHENBESCHWERDEN

Hormone steuern die Stabilität des Knochengewebes und das Knochenwachstum und sind in der Lage, chronische Knochenbeschwerden zu verhindern oder zu bessern. Ist die Knochendichte reduziert und die Struktur der Knochen verändert, spricht man von Osteoporose. Sie ist einerseits die Folge einer Unterversorgung mit Testosteron, Progesteron, Estradiol und DHEA, andererseits Folge einer Mangelversorgung des Knochens mit Vitamin D und Kalzium. Die gängige Meinung der Schulmedizin, was Vitamin D und Kalzium betrifft, wird von einigen Orthomolekularmedizinern (Orthomolekulare Medizin = Therapie mit Nährstoffen) bestritten (Dr. med. Bodo Köhler et al.). Ihrer Meinung nach entsteht die Osteoporose nicht durch Kalziumverlust, sondern sie ist eine Bindegewebsabbaukrankheit, weil Knochen nicht härter und brüchiger, sondern weicher wird, wenn ihm Kalzium fehlt. Das können Sie selbst ausprobieren. Legen Sie einen Hühnerknochen für zwei Wochen in Essig ein. Nach den 14 Tagen ist er biegsam wie Gummi. Das heißt, Kalziumverlust macht den Knochen weich, aber nicht brüchig. Das Krankheitsbild heißt dann nicht Osteoporose, sondern Osteomalazie (Knochenerweichung). Andererseits: Je mehr Kalzium der Knochen enthält, desto spröder ist er. Und diesen Prozess soll nach Meinung der Orthomolekularmediziner die Einnahme von Vitamin D noch fördern.
Rheumapatienten, die Cortison bekommen, an Colitis ulcerosa leidende Patienten, Epileptiker und Multiple-Sklerose-Kranke haben häufig eine niedrigere Knochendichte, ebenso Magersüchtige.

Hormonelle Ursachen

Die Knochen sind in einem stetigen Ab- und Aufbau begriffen, dieser Prozess wird von Hormonen gesteuert. Nehmen Frauen etwa über die »Pille« synthetisches Estradiol ein, sinkt nach Dr. Platt die Progesteronproduktion, da sie keinen natürlichen Eisprung mehr haben (**Literatur, siehe Seite 138**). Der natürliche Knochenabbau funktioniert noch, aber er ist ab dem 30. Lebensjahr stärker als der Aufbau. Daher werden die Knochen kleiner, obwohl sie von ihrer mineralischen Zusammensetzung in etwa gleich bleiben.
Hormonmangelzustände fördern zusätzlich den Knochenabbau. Auch DHEA, Estradiol und Estriol spielen im Knochenstoffwechsel

eine wichtige Rolle und sind für die Gesunderhaltung und Stabilität der Knochen mit verantwortlich. Alle sind am Knochenauf- und -abbau beteiligt.

Die Festigkeit und Robustheit der Knochen hängt mit Testosteron zusammen. Zu viel Testosteron kann die Festigkeit der Knochen so erhöhen, dass sie spröde werden.

Bei der Osteoporose spielen verschiedene Hormone eine Rolle. Bei Frauen tritt sie oft nach den Wechseljahren auf. Diese Phase ist durch einen Mangel an Progesteron, Testosteron sowie an den Schilddrüsenhormonen Thyroxin und Trijodthyronin gekennzeichnet. Und genau dieser Mangel fördert das Entstehen der Osteoporose. Die Osteoporose ist also nicht nur eine Alterserkrankung, sondern immer auch eine hormonbedingte Störung. Reizungen und Entzündungen der Knochenhaut gehen auf einen Mangel an Estriol zurück.

Lassen Sie diese Werte bestimmen:

- Progesteron, Testosteron, Estradiol und Estriol im Speichel
- die Schilddrüsenhormone Trijodthyronin und Thyroxin im Blut
- Falls die Werte in Ordnung sind, empfehle ich die Bestimmung von DHEA.

Behandlung

Bei Progesteronmangel können Sie entweder Progesteron als homöopathisches Hormon in der Potenz D4 einnehmen oder als Nahrungsergänzungsmittel, das Yamswurzel enthält (zum Beispiel FemBal®, siehe **Seite 139**). Zusätzlich wenden Sie die ebenfalls verminderten Hormone (häufig Estradiol und Testosteron, siehe **Seite 47**) und das Therapieschema 1 (**siehe Seite 51**) an.

Schüßler-Salze: Bewährt hat sich meine Osteoporose-Kur. Nehmen Sie von den Salzen Nr. 1 Calcium fluoratum D6 und D12, Nr. 7 Magnesium phosphoricum D6 und D12, Nr. 11 Silicea D6 und D12 je Salz und Potenz zwei Tabletten über den Tag verteilt ein. Die Kur sollte ein halbes bis ein ganzes Jahr durchgeführt werden. Die Reihenfolge der Einnahme, also welches Salz Sie morgens, mittags oder abends einnehmen, spielt dabei keine Rolle.

Wichtig: Achten Sie auf Ihren Vitamin-D-Wert! Ein idealer Wert liegt bei 50 bis 60 ng/ml.

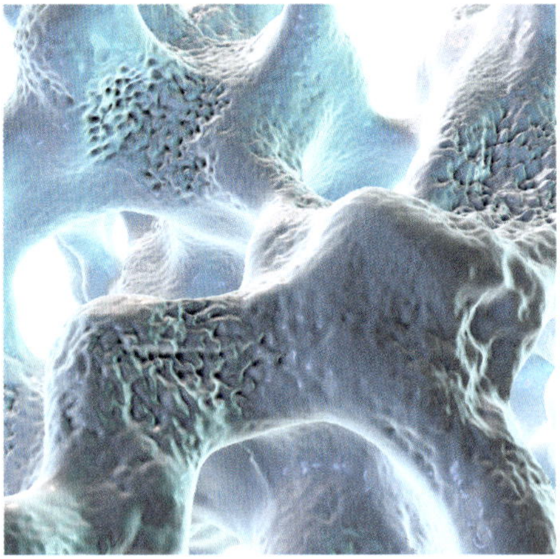

Bei Osteoporose kommt es zur Abnahme von Knochensubstanz und dadurch »Löchern« in den Knochen.

Reflexzonen: Massieren Sie die Eierstock-, Gebärmutter-, Nebennieren- und Hoden-Zonen (**siehe Seite 83, 79, 84**).
Hilfreiche Nahrungsmittel: Am wichtigsten für stabile Knochen ist Silizium. Viel davon enthalten Hirse, Schachtelhalmtee und Rote Bete. Fluorid trägt dazu bei, dass die Knochen gefestigt werden. Es kommt in Seefisch, Fleisch und Eiern sowie schwarzem Tee vor.

WAS SONST NOCH HILFT

Regelmäßige Bewegung (Wandern, Joggen, Schwimmen) schützt vor Osteoporose und kann helfen, neuen Knochen aufzubauen. Bei Knochenbeschwerden verordne ich den Bicomplex Nr. 13 (**siehe Bicomplexe Seite 53**), dreimal täglich zwei Tabletten.

KRYPTOPYRROLURIE (KPU)

Die Kryptopyrrolurie, eine Stoffwechselstörung, wurde in den 1960er-Jahren von dem amerikanischen Arzt und Pharmakologen Prof. Dr. Dr. Carl C. Pfeiffer (New Jersey) entdeckt. Er fand heraus, dass der Körper über Kryptopyrrol, eine Substanz, die bei dieser Krankheit im Urin ausgeschieden wird, Vitamin B_6 und Zink verliert. Die Folge sind Beschwerden wie ADHS, Akne, Burn-out, Depressionen, Konzentrationsstörungen, Antriebsschwäche, geringes Traumerinnerungsvermögen, Müdigkeit, Essstörungen, Migräne, Haarwachstumsstörungen, Lernstörungen, Schlafstörungen und rissige Haut.

Hormonelle Ursachen

Aus Sicht von Hormon-Fachleuten sind heutzutage für die Kryptopyrrolurie keine hormonellen Ursachen bekannt. Man findet sie aber häufig bei Frauen mit PMS, deren Progesteron- und Cortisolwerte erniedrigt sind. Auch Kinder und Männer leiden an KPU, bei ihnen sind zum Beispiel Abweichungen bei Progesteron, Testosteron und Cortisol gefunden worden.
Inzwischen wurde von der Hormonselbsthilfe und von Ärzten und Heilpraktikern, die der Selbsthilfe angeschlossen sind, beobachtet, dass im Zusammenhang mit KPU oft hormonelle Störungen, zum Beispiel bei Progesteron, Estriol, Estradiol, DHEA, Cortisol und Testosteron, auftreten. Ob die Hormonstörung die KPU bedingt oder umgekehrt, ist nicht bekannt.
Lassen Sie diese Werte bestimmen:

- Lassen Sie den Urin untersuchen, um die Diagnose KPU stellen zu können (**Adressen von Laboren, siehe Seite 139**).
- zusätzlich ein Tagesprofil von Cortisol, außerdem die Werte von DHEA, Progesteron, Testosteron, Estriol und Estradiol

Behandlung

Bei hormonellen Defiziten nehmen Sie für zwei Monate die entsprechenden Hormone in der Potenz D4 ein (**siehe Seite 47**), zusätzlich das Therapieschema 1. Bei einem Cortisol- und DHEA-Mangel ist das Therapieschema 2 angezeigt (**siehe Seite 51**).

Schüßler-Salze: Hilfreich sind Nr. 17 Manganum sulfuricum D6 und Nr. 21 Zincum chloratum D6 **(siehe Seite 53)**
Reflexzonen: Massieren Sie die Nebennieren-Zonen **(siehe Seite 79).**
Hilfreiche Nahrungsmittel: Essen Sie viel frisches Obst und Gemüse und morgens einen Frischkornbrei mit Nüssen, Sahne und Rosinen. Darin sind vor allem die B-Vitamine, Zink, Progesteron und die wichtigsten fettlöslichen Vitamine enthalten.

WAS SONST NOCH HILFT

Werden die fehlenden Vitalstoffe Vitamin B_6 und Zink eingenommen, bessern sich die Symptome der Kryptopyrrolurie. Fertigpräparate gibt es von TISSO, Orthotherapia oder Heck Biopharma (erhältlich übers Internet).

MAGEN-DARM-BESCHWERDEN

Sehr häufig sind Entzündungen der Magen- und/oder Darmschleimhaut, wie Gastritis, Colitis ulcerosa oder Morbus Crohn, und Reizdarm. Fast ebenso oft kommen Verstopfung, Blähungen, Durchfall und Völlegefühl als Beschwerden vor.
Es gibt Menschen, die zeit ihres Lebens Probleme mit dem Magen-Darm-Trakt haben. Leider wird viel zu selten an eine Beteiligung der Hormone gedacht, stattdessen werden Abführmittel, Protonenpumpen- und Säureblocker verschrieben.

Hormonelle Ursachen

- Colitis ulcerosa, Morbus Crohn und Reizdarm: Über die Ursachen wird viel spekuliert – und häufig spielen tatsächlich psychische Ursachen eine Rolle. Doch aus hormoneller Sicht liegt fast immer ein Estriolmangel vor.
- Verstopfung: Estriolmangel – fehlt dieses Hormon, kommt es zu Trockenheit im Verdauungskanal, der Speisebrei gleitet schlecht weiter, die unangenehme Folge: Verstopfung; auch zu wenig DHEA sowie eine Schilddrüsenunterfunktion können die Verstopfung auslösen; ebenso zu wenig oder zu viel Schilddrüsenhormone; Progesteronmangel
- wenn sich Stress, Anspannung und Ärger auf Magen und Darm auswirken: Estriolmangel
- empfindlicher Magen wie Reizmagen sowie Magenschleimhautentzündung: Estriolmangel; auch zu wenig oder zu viel Schilddrüsenhormone
- Erbrechen oder Übelkeit: Mangel an DHEA oder Cortisol
- Bauchschmerzen ohne erkennbaren Grund: verminderte DHEA- und Cortisolwerte
- generelle Verdauungsprobleme (Blähungen, Winde, Völlegefühl): zu niedriger DHEA-Wert

Lassen Sie diese Werte bestimmen:

- an erster Stelle Estriol
- Auch Progesteron, Estradiol und Testosteron sind wichtig, um eine Aussage über

das Verhältnis zu den anderen Hormonen zu haben.

- DHEA und Cortisol, wenn Sie ständig unter Stress stehen
- zusätzlich die Schilddrüsenhormone Trijodthyronin und Thyroxin

Behandlung

Bei einem Estrioldefizit verwenden Sie die Estriol-Creme. Ich habe festgestellt, dass sie besser auf Magen und Darm wirkt, wenn sie direkt über dem Solarplexus unterhalb des Brustbeins eingerieben wird; das ist zwar eine unübliche Stelle, es hilft aber. Für die Regulation des Estriol-Haushaltes empfehle ich das Therapieschema 1. Sind die anderen Hormone verringert, kommen auch diese zur Anwendung (**siehe Seite 47**), außerdem Therapieschema 1 bei Mangel an Estradiol, Progesteron und Testosteron, bei einem Mangel an DHEA oder Cortisol das Therapieschema 2 (**siehe Seite 51**). Zusätzlich wenden Sie Cortisol und/oder DHEA an (auch wenn das DHEA hoch ist), um so die Nebennieren vorübergehend zu entlasten.

Schüßler-Salze: bei entzündlichen Magen-Darm-Beschwerden Nr. 4 Kalium chloratum D6 und Nr. 9 Natrium phosphoricum D6; bei Verstopfung Nr. 10 Natrium sulfuricum D6; bei nervöser Verstopfung Nr. 5 Kalium phosphoricum D6 (**siehe Seite 53**)

Reflexzonen: Massieren Sie die Zonen, die die Eierstöcke, Nebennieren und Hoden stimulieren (**siehe Seite 83, 79, 84**).

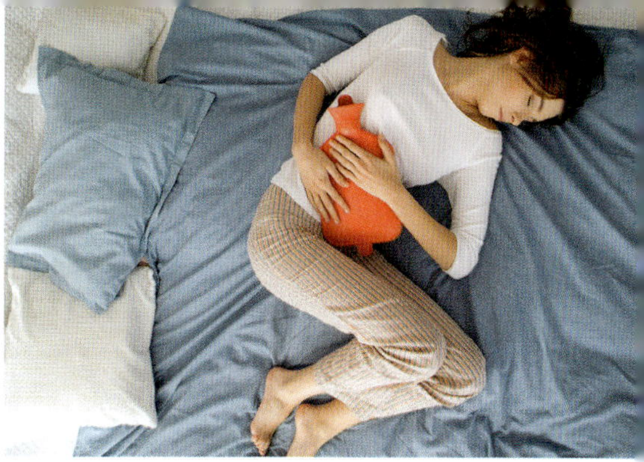

Bei häufigen Magen-Darm-Beschwerden sollten Sie Ihre Hormone überprüfen lassen.

Hilfreiche Nahrungsmittel: Ich empfehle Schonkost für den Magen, also: wenig Kaffee, keine scharfen Gewürze, keine Süßigkeiten und keinen Alkohol.

WAS SONST NOCH HILFT

Sehr zu empfehlen ist bei Magenbeschwerden eine sechswöchige Kur mit basisch wirkendem und Säure neutralisierendem Kartoffelsaft (Apotheke / Reformhaus), alternativ helfen auch die Lindacid-Tabletten von Prophymed (aus der Apotheke oder Internet; zwei- bis dreimal täglich eine Tablette kauen), sie enthalten Kartoffelextrakt. Bei Verstopfung hilft eine morgendliche Bürstenmassage des Bauches im Uhrzeigersinn – sie regt die Darmperistaltik (Darmbewegung) an. Bei Sodbrennen, Blähungen und Verstopfung hilft nach Hildegard von Bingen Fenchel, etwa als Fenchelkautabletten® (Jura) oder Fencheltabs® (Posch) – beide in der Apotheke erhältlich oder über den Internetshop dieser Hersteller zu beziehen.

DIE NEBENNIEREN

Die Leistungsfähigkeit der Nebennieren ist immens wichtig für unsere Lebensfähigkeit.

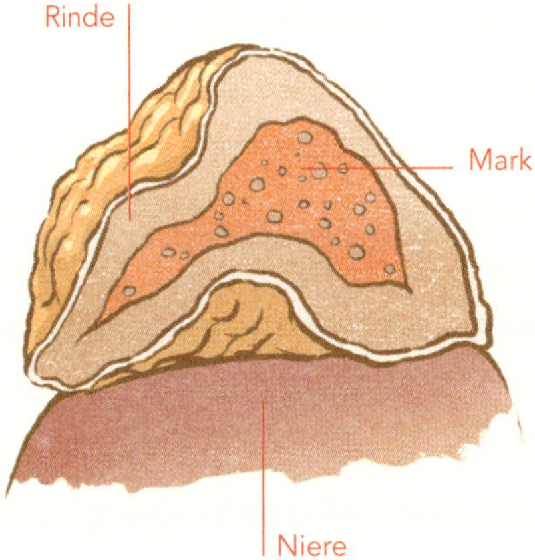

Beschwerden der Nebennieren sind heutzutage weit verbreitet. Deshalb möchte ich näher darauf eingehen. Die Nebennieren sitzen wie Kappen auf den Nieren. Sie bestehen aus einer Mark- und einer Rindenschicht. In der Nebennierenrinde werden etwa 50 Hormone produziert, unter anderem Cortisol, Aldosteron, Östrogene wie Progesteron und Pregnenolon sowie Androgene wie Testosteron oder DHEA. Das Mark ist der Bildungsort für Adrenalin und Noradrenalin.
Sind die Nebennieren überfordert, können sie nicht mehr ausreichend Cortisol und DHEA produzieren. Dadurch kann die Schilddrüse zur Unterfunktion neigen, und auch die anderen Hormone geraten aus den Fugen, da der Körper durch Cortisol- und DHEA-Mangel generell in seiner hormonellen Aktivität gebremst ist. Sind die Nebennieren schwach, ist auch unsere Abwehr geschwächt. Dadurch können wiederum Allergien entstehen.

URSACHEN DER NEBENNIEREN-SCHWÄCHE

An erster Stelle der Ursachen für eine Nebennierenschwäche steht Stress, etwa durch die anstrengende Pflege eines Angehörigen, durch Überforderung im Beruf oder durch Schichtdienst, durch ständigen Zeitdruck oder Probleme in der Beziehung. Aber auch Infektionen oder schwere Krankheiten können zu einer Nebennierenschwäche führen. Drogen- und Alkoholkonsum, psychische Beschwerden wie Ängste, Schlafmangel oder der Verlust einer geliebten Person können die Nebennieren ebenfalls überfordern.

SYMPTOME

Von allen hormonellen Störungen hat eine Schwäche der Nebennieren die meisten Symptome zur Folge:

- Energielosigkeit am Morgen (man kommt schwer aus dem Bett, fühlt sich nicht ausgeschlafen) und tagsüber; dazu Müdigkeit zwischen 15 und 17 Uhr. Kaffee, Tee oder Cola belasten die Nebennieren zusätzlich.
- Lustlosigkeit – auch beim Sex, da die Libido vermindert ist (**siehe Seite 137**).
- Zittern, wenn man unter Druck steht
- generell eine geringe Ausdauer, nicht nur beim Sport
- Gelenk-, Rücken-, Nackenschmerzen
- Hände und Füße sind oft kalt, Kälte wird schlecht vertragen.
- häufige Heißhungerattacken nach Salzigem und Süßem
- Schlechte Merkfähigkeit mit Konzentrationsstörungen; man braucht für alles mehr Zeit als früher.
- Frauen leiden auffällig häufig unter dem PMS (**siehe Seite 98**).
- körperliche, geistige, seelische Schwäche; erhöhte Sensibilität
- geringe Belastbarkeit, Ängste und Panikattacken
- negative Lebenseinstellung, Depressionen (= Stressdepression); nur langsame Erholung von Krankheiten
- Reizbarkeit Mitmenschen gegenüber, häufige emotionale Ausbrüche
- Schilddrüsenhormone werden schlecht vertragen (zu Beginn der Therapie und bei Änderungen der Dosis) mit Symptomen der Überdosierung, obwohl die Blutwerte normal sind.

ZUCKER IST SCHLECHT BEI EINER NEBENNIERENSCHWÄCHE

Viele Betroffene mit einer Nebennierenschwäche haben ein starkes Verlangen nach Süßem. Wird zu viel Süßes gegessen, muss der Körper mehr Insulin produzieren, um den Zucker im Blut zu verarbeiten. Durch den Cortisolmangel steht der aufgenommene Zucker dem Körper nur verzögert zur Verfügung – deshalb gelüstet es sie immer weiter nach Süßem. Da der hohe Blutzucker für den Körper eine Stresssituation darstellt, wird vermehrt Adrenalin ausgeschüttet – die Folge ist eine noch stärkere Nebennierenbelastung, denn das Adrenalin wird in den Nebennieren gebildet. Nicht selten treten nach Mahlzeiten aufgrund des Cortisolmangels Verdauungsbeschwerden, Übelkeit und Erbrechen auf.

BEHANDLUNG

Wenden Sie Cortisol D4 (**siehe Seite 47**) oder Hydrocortison-Salbe 0,5 % maximal drei Monate an – mit einem Pausentag pro Woche (damit der Körper wieder mehr körpereigenes Cortisol bildet). Dann sollte eine neue Untersuchung erfolgen. Außerdem ist DHEA D4 nötig (**siehe Seite 47**) und das Therapieschema 2 (**siehe Seite 51**). Zu den wichtigsten Maßnahmen zählt auch die Einnahme von Vitamin C (2000 bis 6000 Milligramm täglich). Laut Dr. Morton Walker (Autor des Buches »DMSO – Das Heilmittel der Natur«) führt ein chronischer Vitamin-C-Mangel zur Nebennierenschwäche.

MIGRÄNE

Die Migräne ist ein anfallsweise auftretender Kopfschmerz, der sich periodisch wiederholt und meist nur eine Kopfseite betrifft. Die genauen Auslöser sind noch nicht ganz bekannt, allerdings diskutiert man als Ursache eine erhöhte Gehirnnervenaktivität, durch die es zu neurologischen Störungen oder Entzündungen der Gefäße im Gehirn kommt. Migräne wird häufig von weiteren Symptomen wie Sehstörungen, Übelkeit und Brechreiz begleitet. Kommen außerdem Lichtblitze oder Schwindel dazu, spricht man von einer Migräne mit Aura.

Hormonelle Ursachen

Verschiedene Hormondrüsen wie Eierstöcke, Nebennieren und Schilddrüse können bei verringerter oder erhöhter Hormonproduktion teils heftige Migräneanfälle auslösen. Es reicht aus, wenn das Verhältnis zwischen den einzelnen Hormonen, vor allem zwischen Östrogen und Progesteron, nicht stimmt. Oft liegt als Ursache eine Östrogendominanz (**siehe Seite 13**) vor. In den Wechseljahren kommt es durch das natürlicherweise verminderte Progesteron zu einem falschen Verhältnis von Progesteron zu Östrogen. Ist ein Estradiolüberschuss vorhanden, wird Salz im Körper gebunden – Salz wiederum speichert Wasser, auch im Gehirn. Dies führt zu einer Wasseransammlung, in der Folge können Kopfschmerzen, ebenso Migräne aufgrund der Ausdehnung der Blutgefäße entstehen.

Auch eine Überfunktion der Schilddrüse führt zu Migräne, ebenso Stress, weil dann Cortisol und Adrenalin erhöht sind, sowie Blutzuckerschwankungen.

Lassen Sie diese Werte bestimmen:

- vor allem Progesteron, Estriol, Estradiol, Testosteron und Cortisol
- auch die Schilddrüsenhormone

Behandlung

Nehmen Sie die verminderten Hormone ein (**siehe Seite 47**). Zusätzlich empfehle ich das Therapieschema 1, wenn die Geschlechtshormone erhöht oder erniedrigt sind. Sind DHEA und Cortisol erniedrigt, kommt das Therapieschema 2 zur Anwendung. Sind alle Hormonwerte nicht im Normbereich, wenden Sie zuerst das Therapieschema 1, nach sechs bis acht Wochen das Therapieschema 2 an (**siehe Seite 51**).

AUF SCHMERZATTACKEN ACHTEN

Achten Sie darauf, wann die Kopfschmerzattacken auftreten: Ist dies am Ende des Zyklus der Fall, handelt es sich um einen Progesteronmangel. Treten die Attacken zu Beginn oder in der Mitte des Zyklus auf, können zu wenig Estriol oder Estradiol die Ursache sein. Eine Zeit lang aufzuschreiben, wann die Kopfschmerzen auftreten, ist hilfreich.

Schüßler-Salze: bei Schmerzanfällen Nr. 7 Magnesium phosphoricum D6 als »Heiße Sieben« **(siehe Seite 53)**
Reflexzonen: Massieren Sie die Eierstock-, Gebärmutter-, Hoden- und Nebennieren-Zonen **(siehe Seite 83, 84, 79).**
Hilfreiche Nahrungsmittel: Yamswurzel hilft bei Progesteronmangel (zum Beispiel in FemBal®, siehe **Seite 139**). Schränken Sie die Kochsalzaufnahme ein.

WAS SONST NOCH HILFT

Vermeiden Sie Stress und schaffen Sie sich Ruhephasen. Gehen Sie oft an die frische Luft **(Info, siehe Seite 79).** Gute Erfahrungen habe ich in meiner Praxis bei Migräne mit dem Präparat Kephalodoron® (von Weleda, aus der Apotheke) gemacht.

NASENNEBENHÖHLEN-BESCHWERDEN

Entzündungen der Nasennebenhöhlen (Stirn-, Kiefer-, Keilbeinhöhlen) können akut oder chronisch verlaufen. Sekretfluss aus der Nase, Schmerzen (etwa beim Bücken und Niesen), örtlicher Druck- und Klopfschmerz sowie Schwellung, Kopfschmerzen und auch Fieber sind die Symptome.

Hormonelle Ursachen

- immer wiederkehrende Entzündungen wie Schnupfen oder Nebenhöhlenbeschwerden: zu wenig Estriol; auch ein schwaches Immunsystem – zum Beispiel durch erhöhten Stress **(siehe Seite 89)**
- übermäßige Sekretabsonderung: zu viel Estriol

Lassen Sie diese Werte bestimmen:

- an erster Stelle Estriol
- bei Abwehrschwäche zusätzlich noch DHEA, auch Cortisol

Behandlung

Bei Estriolmangel wenden Sie Estriol als Globuli, Tropfen oder Creme **(siehe Seite 47)** an. Zur Estriolregulation dient das Therapieschema 1, bei stressbedingten Beschwerden das Schema 2 **(siehe Seite 51).**
Schüßler-Salze: bei akuten Entzündungen Nr. 3 Ferrum phosphoricum D12; bei chronischen Entzündungen Nr. 6 Kalium sulfuricum D6 **(siehe Seite 53)**
Reflexzonen: Massieren Sie die Zonen, die die Eierstöcke, Hoden und Nebennieren stimulieren **(siehe Seite 83, 84, 79).**
Hilfreiche Nahrungsmittel: Bei empfindlichen Schleimhäuten helfen Vitamin-C-reiche Zitrusfrüchte; Mangos und Quitten (gekocht) stärken die Schleimhäute.

WAS SONST NOCH HILFT

Nehmen Sie bei Nebenhöhlenentzündungen Ananasenzyme ein, denn sie wirken entzündungshemmend. Sinudoron® Tropfen (von Weleda) helfen generell bei Entzündungen der Schleimhäute. Alle Mittel bekommen Sie in der Apotheke.

NEUROMUSKULÄRE STÖRUNGEN

Dies sind nervlich bedingte Beschwerden; sie betreffen die Funktion unserer Reflexe sowie die Koordination zum Beispiel beim Gehen oder bei Handarbeiten. Schmerzhafte Erkrankungen wie das Restless-Legs-Syndrom (Syndrom der unruhigen Beine) mit Kribbeln, Brennen, Nadelstichen oder Gefühlsstörungen zähle ich ebenfalls dazu.

Hormonelle Ursachen

- verminderte Reflexe: Mangel an Schilddrüsenhormonen
- Gang- und Koordinationsstörungen: Mangel an DHEA oder übermäßig viel Progesteron
- reduziertes Schmerzempfinden: Mangel an Testosteron
- Schmerzen oder hohe Schmerzempfindlichkeit: Mangel an Cortisol, DHEA oder Progesteron, aber auch zu viel Testosteron
- Restless-Legs-Syndrom: Progesteron- oder DHEA-Mangel

Lassen Sie diese Werte bestimmen:

- Testosteron, Progesteron, DHEA, Cortisol
- auch die Schilddrüsenhormone

Behandlung

Wenden Sie alle verminderten Hormone an **(siehe Seite 47)**. Bei Testosteron- und/oder Progesteronmangel rate ich zudem zum Therapieschema 1, bei DHEA- und Cortisolmangel zum Schema 2 **(siehe Seite 51)**.

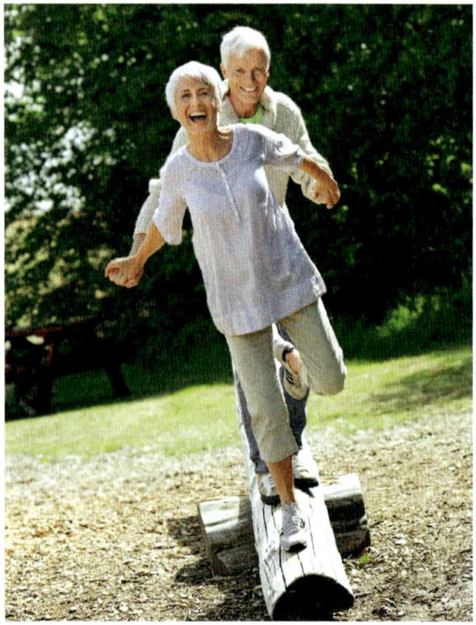

Beim Balancieren ist Koordination gefragt. Ist DHEA erniedrigt, bereitet es uns Mühe.

Schüßler-Salze: bei Koordinations- und Gangstörungen, Schmerzempfindungen und beim Restless-Legs-Syndrom morgens und mittags das Salz Nr. 5 Kalium phosphoricum D6, abends das Salz Nr. 7 Magnesium phosphoricum D6 – jeweils als »Heiße Sieben« **(siehe Seite 53)**

Reflexzonen: Massieren Sie die Zonen, die die Schilddrüse, Eierstöcke und Gebärmutter, Hoden und die Nebennieren anregen **(siehe Seite 80, 83, 84, 79)**.

Hilfreiche Nahrungsmittel: Zitrusfrüchte (Orangen) sind für das Zusammenspiel von Muskeln und Nerven gut.

WAS SONST NOCH HILFT

Vitamin-B_1- und -B_6-Präparate unterstützen die Zusammenarbeit zwischen Nerven und Muskeln. Lassen Sie sich von Ihrem Apotheker beraten!

OHRENBESCHWERDEN

Die Ohren sind hochempfindliche Sinnesorgane, die durch Temperaturreize wie Kälte, durch lang anhaltenden Stress, Anspannung und sehr laute Geräusche enorm belastet werden können. Demzufolge treten unterschiedliche Beschwerden auf wie Ohrgeräusche, Schwerhörigkeit oder Otosklerose. Unter Ohrgeräuschen, auch Ohrensausen oder Tinnitus, versteht man störende Schallempfindungen wie Brummen, Rauschen, Klingeln oder Pfeifen, die permanent oder in zeitlichen Abständen, leise oder laut zu hören sind. Ursachen dafür können sein: ein Hörsturz (eingeschränktes Hörvermögen oder völlige Taubheit, die unvermittelt einsetzen); Ohrenentzündungen; zu viel Ohrenschmalz; Otosklerose, die mit Verhärtungen der knöchernen Labyrinthkapsel im Innenohr einhergeht; Probleme mit der Halswirbelsäule; Durchblutungsstörungen infolge hohen und niedrigen Blutdrucks; Arteriosklerose. Eine weitere Erkrankung der Ohren, in deren Folge Tinnitus auftreten kann, ist der Drehschwindel (Morbus Menière), eine Störung des im Innenohr gelegenen Gleichgewichtsorgans (Labyrinth).

Hormonelle Ursachen

- Stressbedingte Störungen hängen mit Cortisol und DHEA zusammen.
- Bei empfindlichen, oft entzündeten Ohren ist (meist) ein Progesteron- und Estriolmangel die Ursache.
- Ohrgeräusche und andere chronische Ohrenbeschwerden wie Störung der Gehörempfindung (Dysakusis) oder Ohrenentzündungen: Mangel am feuchtigkeitsspendenden Estriol; durch die dadurch bedingte Trockenheit ist die Abwehr des Innenohrs geschwächt; zudem Verhärtungen im Innenohr; auch Störungen der Schilddrüsentätigkeit.

HILDEGARD-ADERLASS STIMULIERT DIE HORMONDRÜSEN

Der Aderlass nach Hildegard von Bingen (1098–1179), der in den ersten sechs Tagen nach Vollmond praktiziert wird, besitzt nach dem Hildegard-Experten Dr. Wighard Strehlow eine hormonregulierende Eigenschaft und kann bei allen hormonell bedingten Problemen angewendet werden. Nach Strehlow bessert und verhütet der Hildegard-Aderlass Demenz, Alzheimer-Krankheit, Diabetes, Osteoporose, Herzinfarkt, Leberschwäche und Arteriosklerose.

Lassen Sie diese Werte bestimmen:

- das Schleimhauthormon Estriol
- bei verminderter Abwehrkraft und Stress auch Cortisol und DHEA
- bei ohrenbedingtem Schwindel Estriol, Progesteron (ist häufig erhöht), Cortisol und DHEA
- bei Schwindel und Tinnitus zusätzlich auch die Schilddrüsenhormone

Behandlung

Bei Estriol- oder Progesteronmangel wenden Sie die Hormone in der Potenz D4 an **(siehe Seite 47)**; gleichzeitig ist das Therapieschema 1 angezeigt. Bei einem Mangel an Cortisol oder DHEA wenden Sie diese Hormone an, außerdem das Therapieschema 2 **(siehe Seite 51)**.

Schüßler-Salze: Bei Entzündungen mit Hitze, Rötung und Schmerz Nr. 3 Ferrum phosphoricum D12; für die Feuchtigkeitsregulierung der Schleimhäute Nr. 8 Natrium chloratum D6; bei Schwindel und Stresssymptomen morgens Nr. 5 Kalium phosphoricum D6 und nachmittags Nr. 7 Magnesium phosphoricum D6 – nehmen Sie diese jeweils als »Heiße Sieben« **(siehe Seite 53)** ein; bei pfeifenden Tönen ist Nr. 17 Manganum sulfuricum D6 angezeigt **(siehe Seite 53)**.

Reflexzonen: Massieren Sie die Nebennieren-Zonen **(siehe Seite 79)**.

Hilfreiche Nahrungsmittel: Bei stressbedingten Beschwerden eignen sich Avocados, Mangos, Maracujas und Mirabellen.

WAS SONST NOCH HILFT

Vermeiden Sie Lärm. Ich empfehle bei allen oben genannten ohrbedingten Beschwerden Ohrstöpsel aus Schaumstoff (Apotheke), um die sensiblen Hörzellen zu schützen. Auch Druckschwankungen (zum Beispiel durch Schließen und Öffnen des Autofensters bei schneller Fahrt) wirken sich negativ auf die Ohren aus.

PROSTATAVERGRÖSSERUNG, GUTARTIGE

Häufiges und nächtliches Wasserlassen, Druckgefühl im Dammbereich, ein abgeschwächter Harnstrahl und Nachtröpfeln können auf eine Prostatavergrößerung hindeuten. Ob sie gut- oder bösartig ist, muss unbedingt ein Arzt abklären! Dazu wird der Wert des Prostata-spezifischen Antigens (PSA) im Blut bestimmt. Bei Krebs ist er meist erhöht. Allerdings kann ihn auch eine Entzündung in die Höhe treiben, ebenso Radfahren durch den Druck des Sattels auf Damm und Prostata. Deshalb sollten Sie zum PSA-Untersuchungstermin nicht mit dem Rad fahren. Etwa 60 Prozent der Männer über 50 Jahre sind von einer gutartigen Vergrößerung der Prostata betroffen.

Hormonelle Ursachen

Sowohl zu viel als auch zu wenig Estradiol, Testosteron und Progesteron können die Vergrößerung der Prostata auslösen.

Lassen Sie diese Werte bestimmen:

- in jedem Fall Testosteron, Progesteron und Estradiol

Behandlung

Hat sich ein Mangel ergeben, nehmen Sie die entsprechenden Hormone homöopathisch aufbereitet in der Potenz D4 ein **(siehe Seite 47)**. Zusätzlich ist das Therapieschema 1 angezeigt **(siehe Seite 51)**.

Schüßler-Salze: zum Abschwellen des Drüsengewebes Nr. 10 Natrium sulfuricum D6; zur Verminderung des Harndrangs Nr. 3 Ferrum phosphoricum D12 **(siehe Seite 53)**

Reflexzonen: Massieren Sie die Zonen, die die Prostata stimulieren **(siehe Seite 85)**.

Hilfreiche Nahrungsmittel: Stärkend auf die Prostata wirken Granatäpfel, Kaktusfeigen, Bohnen, Tomaten, Kartoffeln, Nüsse und Kürbiskerne. Sie schützen die Zellen vor Wucherungen und Schwellungen.

Die Inhaltsstoffe des Granatapfels haben eine positive Wirkung auf die Prostata.

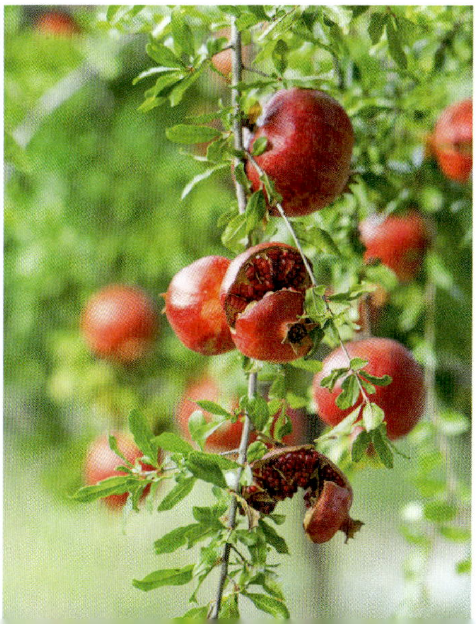

WAS SONST NOCH HILFT

Pflanzliche Präparate aus Sägepalmfrüchten und Brennnesselwurzeln können die Beschwerden eindämmen.

SCHILDDRÜSENPROBLEME

In den vergangenen Jahrzehnten haben Schilddrüsenerkrankungen zugenommen – man nimmt an, dass dies mit dem steigenden Stress, mit häufigen Röntgenbestrahlungen, der Einnahme der »Pille« und anderen hormonellen Störfaktoren (**Östrogendominanz, siehe Seite 13**) zusammenhängt.

Die Schilddrüse (**Lage, siehe Seite 11**) ist ein sensibles Organ mit der Form eines Schmetterlings. Sie reagiert auf vielfältige Einflüsse von innen und außen. Folgende Beschwerden kann sie bereiten:

- Schilddrüsenkropf (Struma) wird jede Vergrößerung der Schilddrüse genannt, unabhängig davon, was die Ursache ist. Er kann bei einer Unter- und Überfunktion entstehen und geht oft mit Morbus Hashimoto und Morbus Basedow einher.
- Bei der Überfunktion (Hyperthyreose) werden zu viele Hormone ins Blut ausgeschüttet. Die gleichen Symptome entstehen durch erhöhte Gaben von Schilddrüsenhormon-Tabletten (Thyroxin). Dadurch wird

der Stoffwechsel übermäßig angeregt. Oft kommen außerdem noch psychische Beschwerden dazu.

- Bei der Unterfunktion (Hypothyreose) produziert die Schilddrüse zu wenig Hormone. Dadurch kommt der Stoffwechsel nicht in Gang, alles läuft verlangsamt ab. Man ist lethargisch, friert schnell und schläft viel. Weitere Beschwerden: brüchige Nägel, trockene Haut, depressive Gereiztheit, Verstopfung, Herzschmerzen, Muskel- und Potenzschwäche, Gewichtszunahme, obwohl man wenig isst.
- Schilddrüsenentzündungen (Thyreoiditis) können akut oder subakut verlaufen und werden von Bakterien (subakut) bzw. Viren (akut) ausgelöst.
- Morbus Hashimoto ist die häufigste Form der Schilddrüsenentzündung und die häufigste Ursache für eine Unterfunktion. Es handelt sich um eine Autoimmunkrankheit, das heißt, der Körper richtet seine Abwehr gegen sich selbst. Meistens sind Frauen über 40 betroffen. Als Symptome treten eine Vergrößerung der Schilddrüse (lymphomatöse Struma) mit Druckgefühl im Hals auf.
- Die Basedow-Krankheit ist ebenfalls eine Autoimmunkrankheit. Ihre Hauptsymptome sind Kropf, Vortreten der Augäpfel und beschleunigter Herzschlag, sie werden als »Merseburger Trias« bezeichnet. Weitere Beschwerden sind gesteigerte psychische und neuromuskuläre Erregbarkeit, Zittern, Schlafstörungen, Hitzeunverträglichkeit, Schweißneigung, Durchfälle, Haarausfall in Büscheln, extrem dünnes Haar und Gewichtsabnahme. Auch Knochenbeschwerden, feuchte Haut, Reizbarkeit, hoher Blutdruck, Heißhunger, Fehlgeburten, Muskelschwäche kommen vor sowie hohe Cholesterinwerte.

Hormonelle Ursachen

Die Schilddrüse ist unser Motor. Die von ihr produzierten Hormone kurbeln unseren Energiestoffwechsel an.

- Kropf: sowohl erhöhte als auch erniedrigte Schilddrüsenhormonwerte, aber auch Werte im Normbereich
- Bei der Überfunktion wird nicht nur der Stoffwechsel, sondern auch das Gehirn stimuliert, dies kann zu hohen Progesteronwerten führen. Eine Überfunktion liegt auch bei der Basedow-Krankheit vor.

LUSTTÖTENDE SCHILDDRÜSE

Eine mangelnde Libido wird oft von der Schilddrüse verursacht. Sowohl eine Unter- als auch Überfunktion der Schilddrüse hemmen bei Frauen wie auch bei Männern den Sexualtrieb! Auch falsch eingestellte Schilddrüsenmedikamente können die Ursache dafür sein, dass die Lust am Sex abnimmt.

- Unterfunktion: Einnahme von Fluoriden, wodurch die Jodaufnahme der Schilddrüse gestört wird.
- Schilddrüsenentzündung: Progesteron- und Estriolmangel
- Bei Morbus Hashimoto ist die hormonelle Funktion (Unterfunktionsphase) gestört. Wichtig ist, dass der DHEA-Wert hoch ist (etwa 600 pg/ml), damit der Körper ausreichend Kraft gegen die Entzündung aufbringen kann.

Lassen Sie diese Werte bestimmen:

- Thyroxin und Trijodthyronin sowie TSH
- außerdem Testosteron, Progesteron, Estriol, Cortisol und DHEA
- generell Estradiol, denn es gilt als Motor für die Schilddrüse

Behandlung

Egal an welcher Krankheit Sie leiden, Voraussetzung ist, dass die Schilddrüsenmedikamente vom Arzt so eingestellt werden, dass Sie keine Beschwerden haben. Liegen Defizite bei den Hormonen Testosteron, Progesteron, Estriol und Estradiol vor, sollten Sie diese potenziert anwenden **(siehe Seite 47)**. Zusätzlich rate ich zum Therapieschema 1 **(siehe Seite 51)**. Bei Cortisol- und DHEA-Problemen wenden Sie diese Hormone an **(siehe Seite 47)** und zusätzlich das Therapieschema 2 **(siehe Seite 51)**.

Schüßler-Salze: bei Morbus Hashimoto Nr. 3 Ferrum phosphoricum D12 und Nr. 11 Silicea D6; bei Überfunktion der Schilddrüse oder Wechsel zwischen Über- und Unterfunktion Nr. 15 Kalium jodatum D12 oder Nr. 24 Arsenum jodatum D12; bei Unterfunktion der Schilddrüse Nr. 15 Kalium jodatum D6 und/oder Nr. 24 Arsenum jodatum D6 **(siehe Seite 53)**

Reflexzonen: Massieren Sie die Zonen, die die Schilddrüse und die Nebennieren stimulieren **(siehe Seite 80, 79)**.

Hilfreiche Nahrungsmittel: Bei Unterfunktion helfen Lebensmittel, die Jod enthalten, wie Seefische, Eier und Innereien. Selenhaltige Lebensmittel wie Vollkorn, Vollkornreis, Fische oder Nüsse sind wichtig, um im Körper aus Thyroxin das aktivere Trijodthyronin herstellen zu können.

WAS SONST NOCH HILFT

Bei Entzündungen der Schilddrüse, Überfunktion und Kropf ist die Thyreodoron®-Salbe (von Weleda, aus der Apotheke, verschreibungspflichtig) empfehlenswert. Tragen Sie die Salbe auf die Haut über der Schilddrüse auf.

SCHWANGERSCHAFTS-KOMPLIKATIONEN

Unter dieser Überschrift haben wir alle Probleme rund um die Schwangerschaft und um unerfüllten Kinderwunsch zusammengefasst. Außerdem finden Sie hier Behandlungsempfehlungen bei Beschwerden in der Zeit vor der Empfängnis, während der Schwangerschaft und im Wochenbett.

Ein unerfüllter Kinderwunsch, das heißt, wenn die Frau nicht schwanger wird, hat fast immer hormonelle Gründe. Er kann aber auch die Folge minderer Spermienqualität des Mannes sein. Empfängnisprobleme können jedoch auch durch Stress und psychische Beschwerden ausgelöst werden, die das Einnisten des Eies in der Gebärmutterschleimhaut verhindern. Bei einer Fehl- oder Totgeburt wird die Schwangerschaft vorzeitig vor dem Ende der 28. Woche beendet. Viele Mütter leiden nach einer Entbindung unter einer Wochenbettdepression, die zwischen einigen Tagen und mehreren Wochen andauern kann.

GESUNDE SPERMIEN

Weltweit durchgeführte Studien, etwa von Prof. E. Sloter et al. (USA) im Jahr 2004, zur Fortpflanzungsfähigkeit bei Männern erbrachten, dass Vitamin C und E, Beta-Carotin, Zink und Lycopin (roter Farbstoff zum Beispiel in Tomaten) für gesunde Spermien sowie für die Spermienbildung und -beweglichkeit sehr wichtig sind. Im Jahr 2012 stellten Prof. Thomas E. Schmid et al. von der Universität Berkley / Kalifornien fest, dass Männer, die regelmäßig Folsäure, Vitamin C, Zink und Vitamin E zu sich nahmen, 20 Prozent weniger DNA-Schäden an den Spermien aufwiesen.

Hormonelle Ursachen

Für eine reibungslose Empfängnis und Schwangerschaft sind mehrere Hormone verantwortlich, deshalb ist eine Bestimmung im Vorfeld, aber auch während der Schwangerschaft wichtig. Sämtliche Hormone müssen ausgeglichen sein, damit eine Schwangerschaft entstehen kann.

- Einen großen Einfluss darauf, ob die Frau schwanger werden kann, haben die Schilddrüsenhormone. Sowohl eine Unter- als auch eine Überfunktion können den Eintritt der Schwangerschaft verhindern. Liegt beispielsweise eine Hashimoto-Erkrankung **(siehe Seite 120)** vor, kann Trijodthyronin (T3) verringert sein. Bei Eierstockzysten ist oft das Thyroxin (T4) erhöht. Auch ausreichend DHEA als Vorstufenhormon ist wichtig, denn daraus kann der Körper bei Bedarf fehlende Hormone bilden.
- Trotz Kinderwunsch keine Schwangerschaft: fehlender Eisprung infolge eines Estradiolmangels. Ein Mangel an Estriol ist die Ursache, wenn die Eileiterschleimhaut zu trocken ist, das Ei kann nicht weitertransportiert werden; dadurch kommt es zur Eileiterschwangerschaft.
- Wurde im Vorfeld durch die »Pille« oder Hormonspirale verhütet (die »Pille« enthält in der Regel synthetisches Estradiol und Gestagen – Progesteron zählt zu den Gestagenen), verhärtet nach den Erfahrungen der Hormonselbsthilfe die Gebärmutterschleimhaut, die Einnistung des Eies ist

nicht möglich. Das hängt damit zusammen, dass wegen des synthetischen Progesterons zu wenig natürliches Progesteron gebildet wird – so entsteht ein Mangel daran.

- Fehlgeburt, obwohl sich das Ei bereits eingenistet hatte: in der Regel Progesteronmangel **(siehe Seite 12)**
- Wochenbettdepression sowie Beschwerden nach der Schwangerschaft (Unwohlsein, Schwäche): Progesteronmangel

Beim Mann kann ein Progesteronmangel die Ursache sein, wenn die Befruchtung nicht klappt, da die Abwesenheit des Hormons die Beweglichkeit der Spermien und die Bildung der Samenflüssigkeit negativ beeinflusst.

Lassen Sie diese Werte bestimmen:

- Progesteron (auch beim Mann!), Estriol, Estradiol, DHEA sowie die Schilddrüsenhormone

Behandlung

Je nach Befund empfehle ich, die fehlenden Hormone anzuwenden **(siehe Seite 47, 50)**. Zusätzlich ist das Therapieschema 1 angezeigt **(siehe Seite 51)**.

Schüßler-Salze: Für die Stärkung der Geschlechtsorgane sowohl beim Mann als auch bei der Frau sollte Nr. 5 Kalium phosphoricum D6 eingenommen werden; zur Geburtserleichterung haben sich die Salze Nr. 2 Calcium phosphoricum D6 und Nr. 5 Kalium phosphoricum D6 **(siehe Seite 53)** bewährt; beginnen Sie eine Woche vor dem Geburtstermin mit der Einnahme.

BEI KINDERWUNSCH KEIN KAFFEE!

Eine Studie der University of Nevada School of Medicine aus dem Jahr 2011 belegt, dass das Koffein im Kaffee die weibliche Fruchtbarkeit reduziert, da es die Muskelaktivität in den Eileitern senkt. Bereits im Jahr 2006 hatte eine andere Studie der University of California ergeben, dass ein erhöhter Kaffeekonsum die Qualität der Spermien vermindert.

Reflexzonen: Massieren Sie die Zonen, die die Eierstöcke, Gebärmutter und Hoden stimulieren **(siehe Seite 83, 84)**.

Hilfreiche Nahrungsmittel: Erbsen fördern die Empfängnisbereitschaft, Sojaprodukte hingegen können eine Schwangerschaft verhindern. Ananas sollten Sie während der Schwangerschaft meiden, weil ihre Inhaltsstoffe den gesunden Verlauf der Schwangerschaft gefährden können **(Literatur, siehe Seite 138)**. Vollmilchprodukte wie Käse, Schmand oder Sahne helfen, den Progesteronwert anzuheben. Ist die Spermienqualität mangelhaft, sind Walnüsse – verzehren Sie 50 bis 80 Gramm pro Tag – ein Wundermittel für Männer. Auch Selen ist für den Mann wichtig – sowohl für die Bildung als auch für die Beweglichkeit der Spermien. Selen ist reichlich in Hartweizen, Muskelfleisch, Leber, Hühnerei und Fischen enthalten.

WAS SONST NOCH HILFT

Fehlt Progesteron, sollten Sie ein Yamswurzel-Präparat einnehmen, zum Beispiel FemBal® **(siehe Seite 139)**. Brennnesselsamen enthalten hormonähnliche Stoffe, die von ihrem Aufbau dem Estradiol ähnlich sind **(siehe Seite 61)** und die Milchbildung anregen.

ÜBERGEWICHT, FETTLEIBIGKEIT

Unter Übergewicht bis Fettleibigkeit (Adipositas) leiden immer mehr Menschen, sogar Kinder und Jugendliche sind zunehmend davon betroffen. Meist entsteht Übergewicht durch Aufnahme zu vieler Kohlenhydrate oder durch einseitige Kost wie Fastfood. Andererseits ist Übergewicht die Folge eines Bewegungsmangels.

Hormonelle Ursachen

»Schwimmringe«, die übermäßige Anlagerung von Fett im Bauchbereich, sind meist die Folge eines Überschusses an Östrogen **(Östrogendominanz, siehe Seite 13)**. Aber auch eine Unterfunktion der Schilddrüse kann beteiligt sein, wodurch die Fettverbrennung gehemmt ist. Meist sind auch die Hormone Cortisol, Estradiol, Progesteron, Testosteron und DHEA erniedrigt. Ist das Verhältnis zwischen Estradiol, Testosteron und Progesteron nicht ausgewogen **(siehe Seite 28)**, sind Wasser- und Fetteinlagerungen die Folge, man wird dick. Bei Menschen, die hohem Stress ausgesetzt sind, produzieren die Nebennieren vermehrt Cortisol. Dadurch entsteht eine Insulinresistenz, es kommt zu starker Fettansammlung in den Zellen (siehe Info **Seite 96**). Nicht zuletzt fördern auch viele Medikamente die Gewichtszunahme: etwa die »Pille« wegen der synthetischen Östrogene sowie Cholesterinsenker oder Betablocker.

Lassen Sie diese Werte bestimmen:

- Cortisol, DHEA, Estradiol und Progesteron, um zu sehen, welche Hormone nicht im Gleichgewicht sind
- ebenso die Schilddrüsenhormone

Behandlung

Je nach Befund wenden Sie die stark reduzierten Hormone homöopathisch aufbereitet

STABILES BAUCHFETT

Das Bauchfett schwindet bei Abmagerungskuren nur minimal, denn es ist die Hormonreserve des Körpers. Der Körper hält daran nach Kräften fest, weil er dieses Hormonspeicherfett für Notfälle braucht, um daraus andere Hormone herzustellen. Bei Abnehmkuren findet man oft hohe Estradiolwerte im Speichelbefund, weil durch den Umbau von Fett Östron, ein Östrogen, freigesetzt und in die aktive Form Estradiol umgebaut wird. Im Speichel wird es dann irrtümlich als erhöht gemessen.

an **(siehe Seite 47)**. Bei einem Ungleichgewicht von Estradiol, Progesteron und Testosteron kommt das Therapieschema 1 zur Anwendung. Sind DHEA und Cortisol (meist zu niedrig) nicht im Normbereich, halten Sie sich an das Therapieschema 2 **(siehe Seite 51)**. Sollte beides nicht stimmig sein, empfehle ich, über acht Wochen das Schema 1 einzunehmen und anschließend ebenfalls acht Wochen lang das Schema 2.

Schüßler-Salze: Gute Erfahrungen habe ich mit meinem Adipositas-Schema gesammelt. Nehmen Sie sechs Wochen (Wiederholung jederzeit möglich) morgens Nr. 5 Kalium phosphoricum D6, vor dem Mittagessen Nr. 9 Natrium phosphoricum D6, vor dem Abendessen Nr. 10 Natrium sulfuricum D6 jeweils als »Heiße Sieben« **(siehe Seite 53)**

Reflexzonen: Massieren Sie die Zonen, die die Eierstöcke, Gebärmutter und Hoden stimulieren **(siehe Seite 83, 84)**.

Hilfreiche Nahrungsmittel: Auf den Fettstoffwechsel anregend wirken Topinambur, Ananas, Grapefruit und Brennnesselsaft.

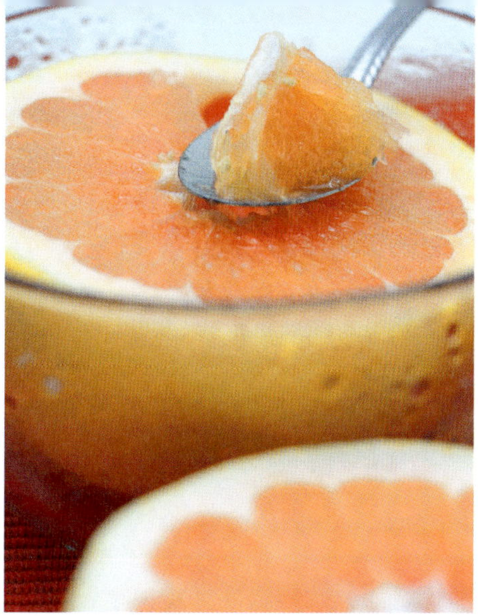

Grapefruit hilft beim Abnehmen, denn sie regt den Fettstoffwechsel an.

WAS SONST NOCH HILFT

Achten Sie darauf, fünf kleinere Mahlzeiten statt drei große zu sich zu nehmen. Sie sollten in keinem Fall hungern, das verstärkt die Fettbildung und den Abbau von Muskelmasse. Doch nur durch Muskelarbeit lässt sich überflüssiges Fett verbrennen. Meiden Sie Kaffee, denn er kurbelt die Insulinproduktion an, wodurch der Abbau von Muskelmasse gefördert wird! Halten Sie keine fettreduzierten Diäten ein, auch sie bewirken den Abbau von Muskelmasse. Meiden Sie Alkohol, denn er behindert die Fettverbrennung. Bewegen Sie sich! Gehen Sie wandern und legen Sie kleinere Strecken stets zu Fuß zurück. Wichtig ist, dass Sie auf Zucker und vor allem stark zuckerhaltige Süßwaren verzichten. Trinken Sie mindestens 1,5 Liter Wasser pro Tag.

WACHSTUMSPROBLEME

Dazu gehören Wachstumsverzögerungen wie eingeschränktes oder langsames Größenwachstum, Entwicklungsstörungen wie die verzögerte geistige und körperliche Entwicklung und Pubertätsprobleme wie verfrühter oder verspäteter Eintritt der Pubertät, Akne

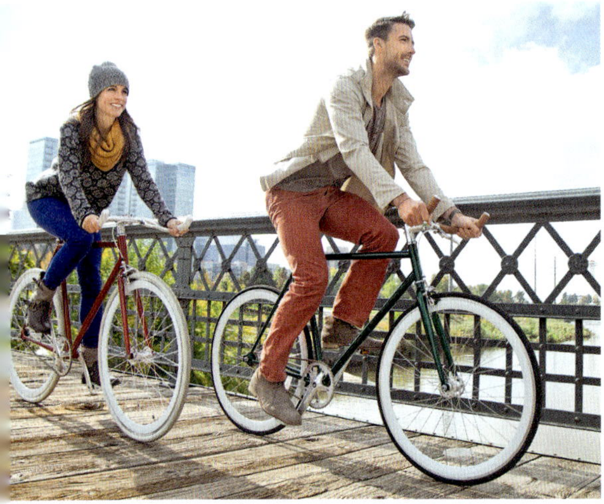

Sport tut gut! Beim Radfahren wird die Durchblutung gefördert und die Muskulatur gekräftigt.

und Menstruationsbeschwerden. Sie hängen oft mit den Hormonen zusammen. Das wird leider viel zu selten erkannt – und wenn, dann werden jungen Frauen synthetische Hormone verordnet, die zu neuen Problemen führen.

Hormonelle Ursachen

- schleppend verlaufende Knochenentwicklung, gestörtes Knochenwachstum: Unterfunktion der Schilddrüse
- Wachstumsstörungen: generell Mangel an Estradiol, weil dieses Hormon für die Erneuerung der Zellen erforderlich ist; auch zu wenig Somatotropin
- verzögerte Entwicklung beim Kind: Mangel an Progesteron oder an den Schilddrüsenhormonen
- Kleinwüchsigkeit bei Jungen und Männern: zu wenig Testosteron
- männliche Körperform (mit schmalen Hüften, breiten Schultern und kleinen Brüsten) bei Frauen oder Mädchen: zu viel Testosteron **(zum Beispiel durch Leistungssport, siehe Seite 95)**

Lassen Sie diese Werte bestimmen:

- die Schilddrüsenhormone, um alle Ursachen zu erfassen
- außerdem Progesteron, Estriol, Estradiol, Testosteron und DHEA
- Somatotropin, es kann nur im Blut nachgewiesen werden.

Behandlung

Je nach Defizit wenden Sie die verminderten Hormone in der Potenz D4 an (**siehe Seite 47**). Nach zwei Monaten sollten die Hormone im Speichel erneut überprüft werden. Zusätzlich hilft das Therapieschema 1 bei Mangel an den Geschlechtshormonen, bei DHEA-Mangel das Therapieschema 2 (**siehe Seite 51**).

Schüßler-Salze: Bicomplex Nr. 7 (eine Mischung aus mehreren Salzen, aus der Apotheke) bei Pubertätsproblemen von Mädchen und Jungen (**siehe Seite 53**)

Reflexzonen: Massieren Sie die Zonen, die die Schilddrüse, Eierstöcke und Hoden stimulieren (**siehe Seite 80, 83, 84**).

Hilfreiche Nahrungsmittel: Gut für das Knochenwachstum sind Grünkohl, Brokkoli, Kohlrabi, Rosenkohl, Zwiebeln, Himbeeren und

Orangen sowie Eigelb (enthalten Kalzium). Lebertran enthält Vitamin D und ist für den Knochenaufbau von Bedeutung.

WAS SONST NOCH HILFT

Mit Sport wie Joggen, Wandern und Radfahren (**kein Leistungssport, siehe Seite 95**) lässt sich das Wachstum sowie die geistig-seelische Entwicklung fördern. Die sportliche Aktivität fördert die Durchblutung des ganzen Körpers, bringt mehr Nährstoffe und Sauerstoff in die Zellen und kräftigt die Muskulatur.

WECHSELJAHRES-BESCHWERDEN

Die Wechseljahre (Klimakterium) sind die Übergangsphase von der Geschlechtsreife zum Alter. Bei der Frau hören die Regelblutungen auf, denn die Eierstöcke stellen die Produktion von Eifollikeln ein. Es kommt zu Störungen des hormonellen Gleichgewichts mit unregelmäßigen Blutungen, Hitzewallungen, Stimmungslabilität, Depressionen, Schlafstörungen und Herzklopfen.
Beim Mann verursacht dieser Lebensabschnitt (Klimakterium virile) Stimmungsschwankungen, Depressionen, Übergewicht, Diabetes, Osteoporose sowie eine verminderte sexuelle Energie.

Hormonelle Ursachen

Bei Frauen liegt meist ein Progesteron- oder Estradiolmangel vor. Auch eine gestörte Hormonproduktion der Schilddrüse kommt in Betracht. Bei Männern hängen die Befindlichkeitsstörungen mit dem sinkenden Testosterongehalt zusammen.
Lassen Sie diese Werte bestimmen:

- Progesteron, Estradiol, Estriol, Testosteron und DHEA
- auch die Schilddrüsenhormone

Behandlung

Je nach Mangel nehmen Sie die entsprechenden Hormone ein (**siehe Seite 47**), außerdem das Therapieschema 1 bei Mangel an Geschlechtshormonen, bei DHEA-Mangel das Schema 2 (**siehe Seite 51**).
Schüßler-Salze: Bicomplex Nr. 7 (eine Mischung aus mehreren Salzen, Apotheke); bei Schwitzattacken Nr. 11 Silicea D12. Männern rate ich zur Einnahme von Nr. 5 Kalium phosphoricum D6 (**siehe Seite 53**).
Reflexzonen: Massieren Sie die Zonen für Eierstöcke und Gebärmutter (**siehe Seite 83**).
Hilfreiche Nahrungsmittel: Frauen helfen Gurken, Ananas, Flachssamen und Misosuppe. Für Männer und Frauen gleichermaßen wichtig ist Vitamin-E-reiche Kost (zum Beispiel kalt gepresste Öle).

WAS SONST NOCH HILFT

Vielen meiner Patientinnen half ein Präparat aus dem Sibirischen Rhabarber, etwa femi-loges® (Apotheke). Frauen wie Männer haben gute Erfahrungen mit Yamswurzel-Präparaten wie FemBal® (**siehe Seite 139**) gemacht.

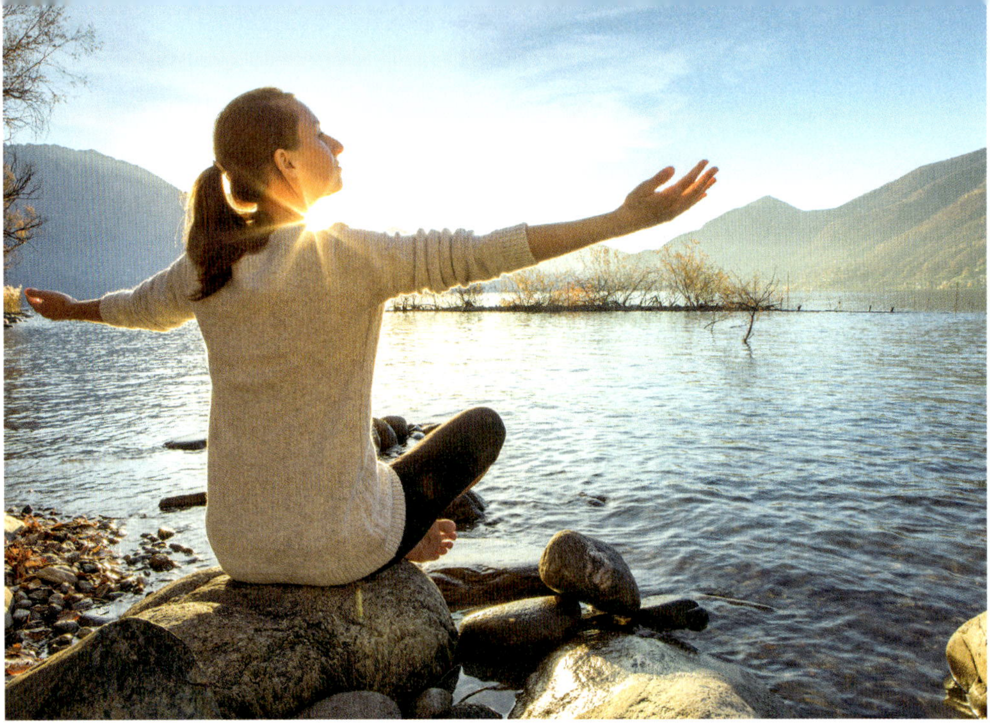

SEELISCHE UND GEISTIGE PROBLEME BEHANDELN

Seelische Beschwerden wie Verstimmungszustände, Depressionen, Ängste und Panikattacken haben in den vergangenen Jahren stark zugenommen. Sie beruhen häufiger als angenommen auf einer hormonellen Störung. Ebenso verhält es sich bei geistigen Beschwerden wie Müdigkeit, Konzentrations- und Gedächtnisstörungen – auch hier können uns die Hormone ein Schnippchen schlagen.

ANGST, PANIKATTACKEN

Angst ist ein emotionaler Zustand, der uns in die Lage versetzt, eine Gefahr abzuwenden oder ihr zu entgehen. Sie ist meist gekoppelt mit innerer Unruhe, Erregung, Zittern oder Schwitzen. Im Gegensatz zur Furcht ist sie nicht objektgerichtet. Tritt die Angst unvermittelt auf und berührt sie uns überaus stark, kann Panik entstehen.

Hormonelle Ursachen

An Ängsten, Ängstlichkeit und Panikattacken sowie innerer Anspannung sind in erster Linie die Schilddrüsenhormone (sowohl erhöht als auch vermindert) beteiligt. Häufig sind Ängste aber auch gepaart mit einem Cortisol-Mangel oder Überschuss an Testosteron. Auch zu wenig DHEA und/oder Progesteron kann die Ursache sein.

Lassen Sie diese Werte bestimmen:

- die Schilddrüsenwerte
- Cortisol, Testosteron, DHEA, Progesteron

Behandlung

Je nach Befund wenden Sie die verminderten Hormone an **(siehe Seite 47).** Sind die Geschlechtshormone verringert, rate ich zum Therapieschema 1, bei DHEA- und Cortisolmangel zum Therapieschema 2 **(siehe Seite 51).**

Schüßler-Salze: bei Angst und panikartigen Angstzuständen morgens Nr. 5 Kalium phosphoricum D6, vor dem Schlafen Nr. 7 Magnesium phosphoricum D6 – jeweils als »Heiße Sieben« **(siehe Seite 53)**

Reflexzonen: Massieren Sie die Nebennieren-Zonen **(siehe Seite 79).**

Hilfreiche Nahrungsmittel: Zitronen, Blattgemüse, Fisch, Geflügel, Spinat, Avocados, Fenchelsamen, Knoblauch, Mais, Mangold, Paprika, Bananen, Birnen und Spargel sowie Dinkelkost nach Hildegard von Bingen stärken die Psyche und wirken ausgleichend, bei Ängsten auch unterstützend. Nach Hildegard von Bingen macht Dinkel fröhlich, denn die Aminosäuren im Dinkel kurbeln die Produktion von Glückshormonen an.

WAS SONST NOCH HILFT

Durch Sport, zum Beispiel Radfahren oder Joggen, werden mehr Adrenalin und Noradrenalin ausgeschüttet, die das Mittelhirn stimulieren, was die Stimmung aufhellt.

ÄRGER, AGGRESSIVITÄT

Gehen Sie schnell in die Luft, wenn etwas nicht nach Ihrem Willen läuft? Dann kann das ein Charakterzug von Ihnen sein, oder die Hormone sind schuld.

Hormonelle Ursachen

Reizbarkeit ist die Folge eines Progesteron-, DHEA- und Cortisolmangels. Aggressivität ist vermutlich mit zu wenig Cortisol und zu viel Testosteron gepaart.

Lassen Sie diese Werte bestimmen:

- Testosteron, Progesteron, Cortisol, DHEA

Behandlung

Wenden Sie je nach Befund die entsprechenden Hormone an **(siehe Seite 47, 50)**, zusätzlich das Therapieschema 1, wenn die Geschlechtshormone verringert sind, und das Therapieschema 2 bei DHEA- und Cortisolmangel **(siehe Seite 51).**

Schüßler-Salze: Harmonisierend wirkt das Salz Nr. 7 Magnesium phosphoricum D6 als »Hei-

ße Sieben«; bei Ärger Nr. 3 Ferrum phosphoricum D12, bei Ärger mit Erschöpfung danach Nr. 5 Kalium phosphoricum D6; bei Neigung zu Wutausbrüchen Nr. 12 Calcium sulfuricum D6 **(siehe Seite 53).**
Reflexzonen: Massieren Sie die Zonen, die die Eierstöcke, Hoden und Nebennieren stimulieren **(siehe Seite 83, 84, 79).**
Hilfreiche Nahrungsmittel: siehe Seite 129

WAS SONST NOCH HILFT

Sport wie Radfahren wirkt ausgleichend. Mit B-Vitaminen, vor allem Vitamin B_1, stärken Sie Ihre Nerven (Apotheke).

BETTNÄSSEN

Unter Bettnässen versteht man das unwillkürliche Wasserlassen, wenn ein Kind bereits dauerhaft trocken war, also meist nach dem vierten Lebensjahr. Häufig ist es psychisch bedingt, kann allerdings auch eine hormonelle Ursache haben. Bettnässen kann auch Erwachsene betreffen.

Hormonelle Ursachen

Hormonell bedingtem Bettnässen liegt ein nächtlicher Cortisolmangel zugrunde.
Lassen Sie diese Werte bestimmen:

- ein Cortisol-Tagesprofil

Behandlung

Bei Störungen im Cortisol- und DHEA-Haushalt ist das Therapieschema 2 angezeigt **(siehe Seite 51).** Zusätzlich sind die verminderten Hormone nötig **(siehe Seite 47).**
Schüßler-Salze: generell Nr. 3 Ferrum phosphoricum D12 und Nr. 10 Natrium sulfuricum D6; bei psychischer Sensibilität Nr. 14 Kalium bromatum D6; bei Bettnässen mit Schwäche des Blasenschließmuskels und häufigem Harndrang sowie bei psychischer Belastung Nr. 5 Kalium phosphoricum D6; bei blassen Personen eher Nr. 2 Calcium phosphoricum D6 **(siehe Seite 53)**
Reflexzonen: Massieren Sie die Nebennieren-Zonen **(siehe Seite 79).**
Hilfreiche Nahrungsmittel: Die Artischocke besitzt in allen Zubereitungen die Eigenschaft, die Blase zu stärken, ebenso frische oder geröstete Kürbiskerne.

WAS SONST NOCH HILFT

Sind die Probleme nicht hormonell bedingt, empfehle ich Kindern wie auch Erwachsenen eine psychotherapeutische Behandlung. Auch Bach-Blüten helfen, etwa Nr. 2 Aspen bei Angst vor dem Schlaf, Nr. 6 Cherry Plum bei Angst vor Kontrollverlust und Nr. 20 Mimulus bei Angst vor dem Bettnässen.

BURN-OUT-SYNDROM, STRESS

Viele Menschen leiden heutzutage unter Burn-out, dem Gefühl des »Ausgebranntseins«. Ursache ist meist ständiger Stress mit körperlicher, geistiger und seelischer Erschöpfung. Druck im Beruf, familiäre Belastungen, permanentes Erreichbarsein sowie fehlende Kompensation des Stresses durch Bewegung oder Entspannung bringen viele an den Rand der Leistungsfähigkeit. Durch die ständigen Adrenalinstöße leidet der Hormonhaushalt.

Hormonelle Ursachen

Ein ausgeglichener Progesteronwert hilft, dass Stress nicht krank macht. Um kein Burnout zu erleiden, muss die Produktion von Progesteron stimuliert werden – indem man zum Beispiel die Funktion der Schilddrüse steigert. Das kann auf Dauer jedoch zur Überfunktion führen. Sind die Werte von Cortisol und DHEA erhöht, wird der Körper zwar vorübergehend mit Stress fertig. Doch in der Folge kommt es zur Erschöpfung der Nebennieren, weil sie diese Hormone bereitstellen **(siehe Seite 112)**.

Lassen Sie diese Werte bestimmen:

- Cortisol, DHEA, Estriol, Progesteron, Testosteron und die Schilddrüsenhormone

Behandlung

Zur Stärkung der Nebennieren wenden Sie Therapieschema 2 an **(siehe Seite 51)**. Bei einem Mangel nehmen Sie die entsprechenden Hormone ein **(siehe Seite 47)**.

Schüßler-Salze: bei Stress Nr. 5 Kalium phosphoricum D6 (morgens) und Nr. 7 Magnesium phosphoricum D6 (abends) – jeweils als »Heiße Sieben« **(siehe Seite 53)**

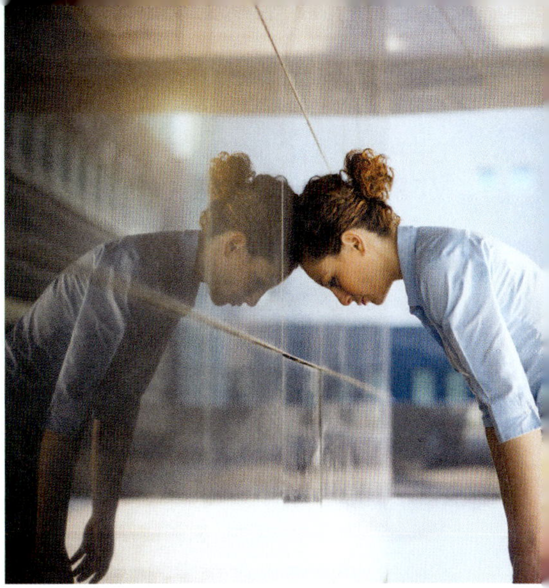

Ständiger Stress macht krank. Achten Sie in diesem Fall auf einen ausreichend hohen Progesteronspiegel.

Reflexzonen: Massieren Sie die Nebennieren-Zonen **(siehe Seite 79)**.

Hilfreiche Nahrungsmittel: Essen Sie Vollmilchprodukte wie Sahne, Butter, fetten Käse und Crème fraîche, um den Progesteronwert zu erhöhen. Bei stressbedingten Beschwerden sind Avocados, Mangos, Maracujas und Mirabellen geeignet.

WAS SONST NOCH HILFT

Um die Nebennieren zu unterstützen, ist es wichtig, Stress zu vermeiden. Setzen Sie sich Grenzen und schaffen Sie sich Freiräume für Ihre Erholung! Treiben Sie Sport oder erlernen Sie Entspannungstechniken wie autogenes Training oder Yoga. Mit Yamswurzel-Präparaten, etwa FemBal® **(siehe Seite 139)**, lässt sich die DHEA-Produktion steigern.

DEPRESSIONEN, DEPRESSIVE VERSTIMMUNGEN

Ein Stimmungstief kann jeden treffen, es ist am nächsten Tag meist vorbei. Eine Depression hingegen ist eine langwierige Krankheit. Daran leiden heutzutage mehrere Millionen Bundesbürger. Betroffen sind sowohl Frauen als auch Männer, das Alter oder der Sozialstatus spielen keine Rolle. Eine Depression kann sich als Folge einer anderen Erkrankung, etwa einer chronischen Schmerzerkrankung, Alkoholismus oder Angststörung, entwickeln oder Folge unseres modernen und hektischen Lebensstils sein.

Hormonelle Ursachen

- Sie sind psychisch kaum belastbar: Mangel an Cortisol und DHEA.
- generell negative Lebenseinstellung und gedrückte Stimmung: Testosteronmangel
- Depressionen: Progesteronmangel, ebenso Mangel an Estriol, Estradiol und DHEA
- Depressionen in Stressphasen: Mangel an Cortisol, DHEA und Progesteron; zu viel Melatonin

Hat Ihnen Ihr Arzt wegen Ihrer Depressionen Psychopharmaka verschrieben, sollten Sie unbedingt einen Hormontest machen lassen, um zu klären, ob die Beschwerden möglicherweise von den Medikamenten ausgelöst oder verstärkt werden.

Lassen Sie diese Werte bestimmen:

- Testosteron, Progesteron, Estriol, Cortisol, Estradiol, Melatonin und DHEA

Behandlung

Wenden Sie die verminderten Hormone an **(siehe Seite 47)**. Bei verringerten Geschlechtshormonen rate ich zusätzlich zum Therapieschema 1, bei DHEA- und Cortisolmangel zum Schema 2 **(siehe Seite 51)**.

Schüßler-Salze: generell bei depressiven Verstimmungen, Depressionen und Stimmungsschwankungen Nr. 5 Kalium phosphoricum D6 **(siehe Seite 53)**

Reflexzonen: Massieren Sie die Nebennieren-Zonen **(siehe Seite 79)**.

Hilfreiche Nahrungsmittel: Die auf **Seite 129** genannten Nahrungsmittel helfen auch bei Depressionen. Bananen und grüne Rohkost können die Stimmung aufhellen.

WAS SONST NOCH HILFT

Bei Depressionen hilft Johanniskraut, etwa Hypericum Auro cultum® Herba (von Weleda, aus der Apotheke).

DINKEL MACHT FRÖHLICH

Nach Hildegard von Bingen hilft Dinkel, ein Tief zu überwinden. Dinkel können Sie als Frischkornbrei oder Flockensuppe zu sich nehmen. Für die Suppe drehen Sie Dinkelkörner durch eine Flockenpresse und kochen sie mit Wasser und Suppengewürz. Essen Sie einen Teller Suppe pro Tag.

HYPERAKTIVITÄT, AUFMERKSAMKEITSSTÖRUNG

Bei Hyperaktivität kann man nicht still sitzen. Davon betroffen sind vor allem Kinder, aber auch Erwachsene. Ist die Hyperaktivität gepaart mit Konzentrationsstörungen, spricht man vom Aufmerksamkeitsdefizit-Hyperaktivitätssyndrom (ADHS). Selten wird die Erkrankung mit hormonellen Störungen in Zusammenhang gebracht.

Hormonelle Ursachen

Bei Hyperaktivität ist oft eine Schilddrüsenüberfunktion die Ursache. Auch kann das Testosteron erhöht sein. Dagegen fehlt bei ADHS häufig Testosteron.

Lassen Sie diese Werte bestimmen:

- in erster Linie die Schilddrüsenwerte
- bei ADHS-Kindern auch Testosteron
- Estradiol, Progesteron, Testosteron

Behandlung

Wurden Schilddrüsenprobleme festgestellt, muss unbedingt ein Facharzt die Behandlung übernehmen. Liegt ein Testosteronmangel vor, wenden Sie Testosteron an. Bei einem Testosteronüberschuss sind häufig Progesteron und/oder Estradiol erniedrigt – dann müssen diese beiden angewendet werden **(siehe Seite 47, 50).**

Schüßler-Salze: bei Hyperaktivität mit schneller Erschöpfung Nr. 8 Natrium chloratum D6; bei Unruhe Nr. 7 Magnesium phosphoricum D6 **(siehe Seite 53)**

Reflexzonen: Massieren Sie die Zonen, die die Eierstöcke, Hoden und Nebennieren stimulieren **(siehe Seite 83, 84, 79).**

Hilfreiche Nahrungsmittel: Die auf **Seite 129** genannten Nahrungsmittel wirken stabilisierend auf die Psyche.

WAS SONST NOCH HILFT

Sport, zum Beispiel Radfahren oder Joggen, wirkt ausgleichend. B-Vitamine, vor allem Vitamin B_1, dienen zur Nervenstärkung. Lassen Sie sich vom Apotheker beraten!

KONZENTRATIONS- UND KOGNITIVE STÖRUNGEN, DEMENZ

An einer Konzentrationsstörung leidet man, wenn man seine Aufmerksamkeit nicht mehr auf ein Ziel, eine Arbeit oder einen Gedanken richten kann. Kognitive Störungen sind Denk- und Wahrnehmungsstörungen, verbunden mit einer nachlassenden Gedächtnisleistung. Eine besondere Form ist die Demenz, bei der alle höheren Hirnfunktionen einschließlich des Gedächtnisses im Laufe des Älterwerdens beeinträchtigt werden.

Hormonelle Ursachen

Eine eingeschränkte geistige Leistung kann auf eine Schwäche der Nebennieren **(siehe Seite 112)**, auf Kryptopyrrolurie **(siehe Seite 109)** oder eine andere hormonelle Störung hindeuten. Wenig Bewegung und eine schlechte Gehirndurchblutung sind weitere

MILCHFETT FÜR DAS GEHIRN

Bevor Sie eine Untersuchung des Progesteronspiegels in Auftrag geben, kann ein einfacher Test zeigen, ob dieses Hormon an Ihren Beschwerden schuld ist. Essen Sie für zwei Wochen Vollmilchprodukte (es kommt auf das Milchfett an) wie Sahne, Crème fraîche und Butter. Haben Sie den Eindruck, dass sich Ihre kognitive Leistung verbessert hat, dann ist ein Progesteronmangel die Ursache.

Gründe. Oft liegt dann ein Progesteronmangel als Folge eines Östrogenüberschusses vor (**siehe Seite 13**). Aber auch Fehlfunktionen der Schilddrüse können eine Rolle spielen. Das gilt auch, wenn man sich fühlt, als sei das Denken »benebelt«. Ist bei allen genannten Störungen Stress im Spiel, können auch ein Cortisol- oder DHEA-Mangel das Problem auslösen. Selbst bei der Demenz werden inzwischen hormonelle Ursachen diskutiert. Übeltäter soll Progesteron sein, denn es wurde festgestellt, dass es bei Hirnerkrankungen oft vermindert ist.

Lassen Sie diese Werte bestimmen:

- bei Erwachsenen Progesteron
- auch Estriol, Testosteron und Estradiol, um die Verhältnisse beurteilen zu können
- außerdem die Schilddrüsenhormone

Behandlung

Wenden Sie die reduzierten Hormone an (**siehe Seite 47**), zusätzlich das Therapieschema 1, wenn Testosteron, Progesteron, Estriol und Estradiol nicht im Lot sind, das Therapieschema 2, wenn ein DHEA- und Cortisolmangel vorliegt (**siehe Seite 51**).

Schüßler-Salze: Nr. 3 Ferrum phosphoricum D12 (**siehe Seite 53**)

Reflexzonen: Massieren Sie die Nebennieren-Zonen (**siehe Seite 79**).

Hilfreiche Nahrungsmittel: Zur Vorbeugung von Demenz, Alzheimer und Parkinson eignen sich Orangen, Zitronen, Grapefruit, Weintrauben (enthalten Resveratrol für die kognitive Leistung), Linsen, Mais, Schwarzwurzeln, Ananas und Bananen.

WAS SONST NOCH HILFT

Yoga oder autogenes Training lassen die innere Mitte finden. Spiele wie Schach oder Memory und ähnliche Denksportaufgaben trainieren das Gedächtnis. Ginkgo fördert die Durchblutung des Gehirns und damit seine Leistungsfähigkeit (Apotheke).

MÜDIGKEIT, ERSCHÖPFUNG

Fühlen Sie sich tagsüber oft müde, erschöpft und am Limit Ihrer Kräfte? Dann können eine Virusinfektion, Leberprobleme, Darmstoffwechselstörungen oder ein Mangel an Vitalstoffen dahinterstecken – oder eine hormonelle Störung.

Hormonelle Ursachen

- Müdigkeit und Erschöpfung am Tag: Nebennierenprobleme **(siehe Seite 112)**, auch erhöhter Progesteronspiegel
- keine Energie am Morgen: zu wenig Cortisol und DHEA; auch Defizit an Schilddrüsenhormonen
- Mittagsmüdigkeit: Mangel an Schilddrüsenhormonen
- häufiges Schlafbedürfnis: Mangel an Schilddrüsenhormonen, auch verminderter Estradiolwert
- Tagesmüdigkeit, etwa aufgrund der Dunkelheit im Winter: zu viel Melatonin

Lassen Sie diese Werte bestimmen:

- DHEA, Cortisol (Tagesprofil), Progesteron, Schilddrüsenhormone
- bei unbefriedigendem Resultat Estriol, Estradiol, Melatonin und Testosteron

Behandlung

Je nach Befund wenden Sie die homöopathischen Hormone an **(siehe Seite 47)**. Sind Cortisol und DHEA erniedrigt, kommt das Therapieschema 2 zum Einsatz. Ist Progesteron zu hoch und steht nicht im korrekten Verhältnis zu Testosteron, Estriol und Estradiol, ist das Therapieschema 1 für Sie wichtig **(siehe Seite 51)**. Stimmen alle Hormone nicht, führen Sie zuerst das Schema 1 für sechs bis acht Wochen durch und dann ebenso lange das Therapieschema 2.

Schüßler-Salze: Ich empfehle Ihnen die Phosphat-Kur: morgens Nr. 2 Calcium phosphoricum D6, vor dem Mittagessen Nr. 5 Kalium phosphoricum D6 und vor dem Abendessen Nr. 7 Magnesium phosphoricum D6 – jeweils als »Heiße Sieben« **(siehe Seite 53)**.

Reflexzonen: Massieren Sie die Nebennieren-Zonen **(siehe Seite 79)**.

Hilfreiche Nahrungsmittel: Knoblauch, Rote Bete, Spargel, Ananas, Bananen, Orangen.

WAS SONST NOCH HILFT

Ginseng-Präparate (Apotheke / Reformhaus) wirken leistungssteigernd **(siehe Seite 59)**. Längere Spaziergänge an der frischen Luft vertreiben die Müdigkeit.

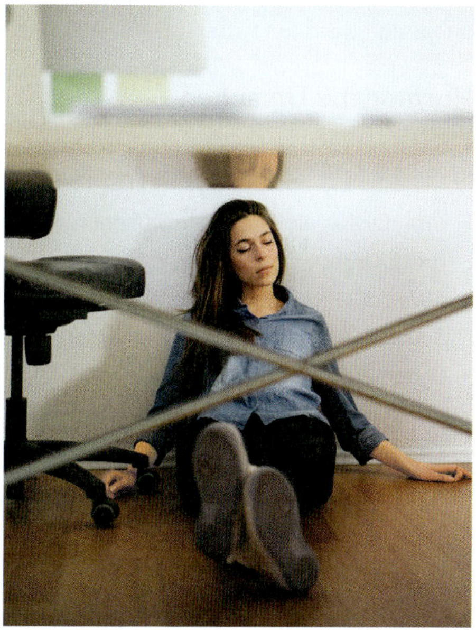

Sind Sie tagsüber oft müde, sollten Sie Ihre Schilddrüsenwerte überprüfen lassen.

SCHLAFSTÖRUNGEN

Dazu gehören Ein- und Durchschlafprobleme oder wenig erholsamer Schlaf. Am nächsten Tag fühlt man sich »wie gerädert«, man kann sich schlecht konzentrieren und es fällt schwer, den ganzen Tag wach zu bleiben. Von Schlafstörungen spricht man erst, wenn sie über einen längeren Zeitraum bestehen. Sie können die Folge einer Depression oder einer Medikamentenabhängigkeit sein. Auch Schichtdienstarbeiter können Schlafprobleme entwickeln. Und viel zu selten wird an die Hormone als Ursache gedacht! Ich zähle auch die Schlaf-Apnoe zu den Schlafstörungen, sie kann aufgrund von Atemaussetzern nachts zu Sauerstoffmangel führen und muss ärztlich behandelt werden.

Hormonelle Ursachen

- Ein- und Durchschlafstörungen: gestörte Melatonin-, Cortisol-, Estradiol-, Progesteron-, DHEA- sowie Schilddrüsenhormonproduktion; Schätzungen zufolge sollen an 40 bis 50 Prozent aller Schlafstörungen Schilddrüsenstörungen beteiligt sein.
- Durchschlafstörungen: zu wenig Melatonin in der Nacht; wenn die Schlafstörungen kombiniert mit regem Gedankenfluss auftreten, auch zu viel Cortisol
- Schnarchen: Cortisolmangel nachts
- Schlaf-Apnoe: zu wenig Cortisol am Abend, seltener zu viel Melatonin
- Schlafprobleme als Folge von Schichtdienst: gestörter Cortisolhaushalt

Lassen Sie diese Werte bestimmen:

- an erster Stelle Melatonin, Cortisol, DHEA und Progesteron
- dann die Schilddrüsenhormone

Behandlung

Wenden Sie die verminderten Hormone an **(siehe Seite 47)**, zusätzlich das Therapieschema 2 bei Cortisol-, Melatonin- und DHEA-Problemen **(siehe Seite 51)**.

Schüßler-Salze: Bei Ein- und Durchschlafstörungen hat sich meine biochemische Schlafmischung bewährt: je vier Tabletten der Salze Nr. 7 Magnesium phosphoricum D6, Nr. 11 Silicea D12 und Nr. 21 Zincum chloratum D6 in einer Tasse mit heißem Wasser auflösen und schluckweise eine Stunde vor dem Zubettgehen trinken; bei Schlaf-Apnoe vor dem Zubettgehen je fünf Tabletten von Nr. 3 Ferrum phosphoricum D12 und Nr. 6 Kalium sulfuricum D6 zusammen in heißem Wasser auflösen und schluckweise trinken (dies fördert die Sauerstoffaufnahme und -verteilung im Körper).

Reflexzonen: Massieren Sie die Hypophysen-Zonen **(siehe Seite 76)**.

Hilfreiche Nahrungsmittel: Melatonin ist in folgenden Lebensmitteln enthalten: Hafer, Mais, Reis, Ingwer, Bananen und Gerste; in Melatonin-Milch **(Info, siehe Seite 31)**.

WAS SONST NOCH HILFT

Mithilfe von Entspannungstechniken wie Yoga oder autogenem Training finden Sie

Ihre innere Ruhe und schlafen besser. Bei Progesteronmangel hilft FemBal®, ein Yamswurzel-Präparat (**Bezugsquelle, siehe Seite 139**).

SEXUELLE PROBLEME

Bei Frauen äußern sie sich vor allem in sexueller Lustlosigkeit, sogenannten Libido-Störungen. Ursachen können neben den Hormonen auch Stress oder seelisches Leid sein. Die häufigsten Potenzstörungen (Impotenz) bei Männern sind Erektionsprobleme und vorzeitiger Samenerguss.

Hormonelle Ursachen

- Libidostörung bei der Frau: meist Estradiolprobleme, auch Schilddrüsenunter- und -überfunktion; Progesteronmangel (**siehe Seite 12**)
- Potenzstörungen: Mangel an Schilddrüsenhormonen oder Testosteron

Lassen Sie diese Werte bestimmen:

- Frauen: Estradiol und Progesteron, zusätzlich die Schilddrüsenhormone
- Männer: Testosteron und ebenfalls die Schilddrüsenhormone

Behandlung

Je nach Befund nehmen Sie die fehlenden Hormone ein (**siehe Seite 47**). Zusätzlich ist das Therapieschema 1 angezeigt (**siehe Seite 51**).

Schüßler-Salze: Nr. 5 Kalium phosphoricum D6 für Frauen und Männer (**siehe Seite 53**)

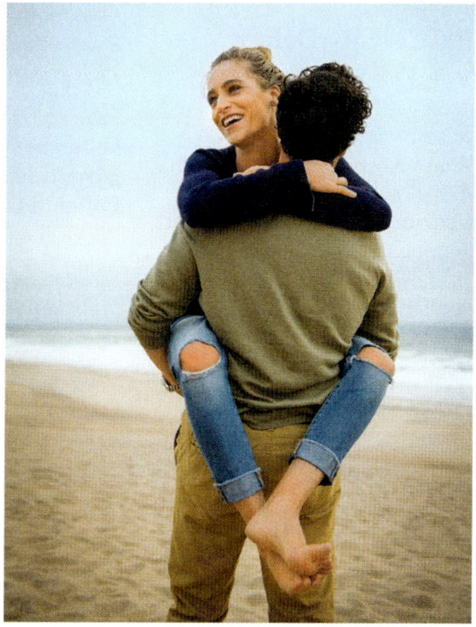

Ein ausbalancierter Hormonhaushalt ist bei Männern und Frauen wichtig für ein erfülltes Sexualleben.

Reflexzonen: Massieren Sie die Zonen, die die Eierstöcke, Hoden und Nebennieren stimulieren (**siehe Seite 83, 84, 79**).

Hilfreiche Nahrungsmittel: Feigen und Sellerie kurbeln die Libido an.

WAS SONST NOCH HILFT

Die Chinabeere (*Schisandra chinensis* oder *Wu Wei Zi*) dient in China sowohl Frauen als auch Männern als sexuelles Stärkungsmittel (erhältlich über Firmen und Apotheken im Internet). Macawurzel-Präparate fördern ebenfalls die Sexualität (Apotheke). Sie steigern die Potenz und erhöhen die Fruchtbarkeit.

BÜCHER, DIE WEITERHELFEN

Buchner, Elisabeth:
Wenn Körper und Gefühle Achterbahn spielen …
Familienverlag Buchner

Carper, Jean:
Nahrung ist die beste Medizin.
Ullstein Verlag

Ferronato, Natale:
Praxis Pathophysiognomik.
Haug Verlag

Goodrich, Janet:
Natürlich besser sehen.
VAK Verlag

von Grüner, Armin Karl:
Die 4 Ecken des gesunden Lebens.
Magic Buchverlag

Knaak, Sophie Ruth:
Erbarmen mit den Männern – Natürliche Prostata-Reduktion.
Ennsthaler Verlag

Pierpaoli, Walter/Regelson, William:
Melatonin – Schlüssel zu ewiger Jugend, Gesundheit und Fitness.
Goldmann Verlag

Platt, Dr. med. Michael:
Die Hormonrevolution.
VAK Verlag

Riedweg, Dr. med. Franz:
Hormonmangel.
Sonntag Verlag

Spielmann-Kammer, Mathilde:
Die Reflexzonen des Körpers.
Knapp Verlag, Olten/Schweiz

Strienz, Dr. med. Joachim:
Leben mit KPU – Kryptopyrrolurie: Ein Ratgeber für Patienten.
Zuckschwerdt Verlag

Strienz, Dr. med. Joachim:
Nebennierenunterfunktion.
Zuckschwerdt Verlag

Wurzel, Barbara:
Die Heilkraft unserer Nahrungsmittel.
Oesch Verlag

Yeager, Selene:
Das Ärztebuch der Heilkraft unserer Lebensmittel.
Bechtermünz Verlag (antiquarisch)

Bücher aus dem GRÄFE UND UNZER VERLAG

Heepen, Günther H.:
Schüßler-Salze – der Große GU Ratgeber.

Heepen, Günther H.:
Maxi-Quickfinder – Schüßler-Salze.

Heepen, Günther H.:
Das Heilwissen der Hildegard von Bingen.

Heepen, Günther H.:
Chaos im Darm.

Noll, Andreas/Hemm, Dagmar:
Die Organuhr.

Siewert, Aruna M.:
Pflanzliche Antibiotika.

Wenzel, Melanie:
Meine schnelle Naturapotheke.

Wimmer, Johannes:
Meine Hormone – Bin ich ferngesteuert?

ADRESSEN, DIE WEITERHELFEN

Homepage des Autors

www.guenther-heepen.com
Dort können Sie sich über meine Vorträge, Seminare, Diagnose- und Therapieangebote informieren.
Mit den in diesem Buch empfohlenen Präparaten und Produkten habe ich in meiner Praxis gute Erfahrungen gemacht. Ich möchte aber betonen, dass weder der Verlag noch ich von deren Verkauf profitieren.

Bezug der Bioidentischen Hormone

Donau-Apotheke
Neuhofstr. 243
86633 Neuburg a. d. Donau
www.donau-apotheke-neuburg-app.de

Apotheke im Forum
Bahnhofplatz 6
90762 Fürth
www.apotheke-forum.de

Markt-Apotheke
Marktplatz 36
94094 Rotthalmünster
www.marktapotheke-greiff.de

Bezug weiterer Präparate

Hormoplexan-Präparate:
Sie sind in jeder Apotheke unter der PZN-Nummer erhältlich: ER Nr. 501: PZN-10339231, ER Nr. 502: PZN-10339248, ER Nr. 503: PZN-10339254, ER Nr. 1501: PZN-10339260, ER Nr. 1502: PZN-10339277, ER Nr. 1503: PZN-10339283

Balance FA®, Adrenalis FA®, Mentalis FM®:
RepaVital GmbH
Hauptstr. 176/1
79211 Denzlingen
www.repavital.de
Telefon 07666-943 0020

FemBal®:
Anusan Healthcare
Hauptstr. 8
56281 Dörth
Tel. 06747-95019-0

Hypoxis-Extrakt VitaProsta-HPX:
Oligo Consult BV
Postfach 1528
53405 Remagen
Tel. 0800-2667270

Melatoninhaltige Milch:
Milchkristalle GmbH
Occamstr. 9
80802 München
www.nacht-milchkristalle.de
(in jeder Apotheke erhältlich)

Dolomit-Pulver:
Pestalozzi Apotheke Burkhard Sieper e. K.
Hauptstraße 29
79540 Lörrach
Tel.: 07621-7700677
www.bio-apo.de

JURA Naturheilmittel
Nestgasse 2
78464 Konstanz
www.hildegard.de

St. Hildegard-Posch GmbH
Am Weinberg 23
A-4880 St. Georgen
www.hildegardvonbingen.at

»Heiße Schere«:
Jaguar TC Thermocut System
www.thermo-cut.com
(es gibt verschiedene Systeme, doch nur dieses kann ich empfehlen; fragen Sie Ihren Friseur, der mit der »Heißen Schere« arbeitet, ob er dieses System verwendet)

Labore

Labor für Speicheluntersuchungen
CENSA – Centrum für Speichelanalyse
Hartmannstraße 65
91052 Erlangen
www.censa.de

Labor für Kryptopyrrolurie-Untersuchung
Sension GmbH
Provinostr. 52, Gebäude B14
86153 Augsburg
www.sension.eu

HLB-Bradford-Bluttest®
Labor für Blutdiagnose
Hymendorfer Str. 121
27607 Geestland
www.hlb-bluttest.de

Sonstige Anschriften

Hormonselbsthilfe
Höhenröthstr. 9
91077 Kleinsendelbach
www.hormonselbsthilfe.de
Dort erhalten Sie Anschriften von Hormonberatern und Selbsthilfegruppen sowie weiteren Apotheken, die bioidentische Hormone haben.

Informationen über Weichmacher:
www.weichmacher.de

Plastikflaschen ohne Weichmacher:
www.ISYbe.de

Kunststoffschuhe ohne Weichmacher:
www.chung-shi.com

Joya® Massageroller:
www.joya.eu

ToxFox-App für Kosmetikcheck auf hormonell wirksame Stoffe:
iTunes App-Store
www.bund.net/toxfox
www.bund.net/toxfox-mobil

SACHREGISTER

A

Abwehrschwäche 89 f.
Aderlass 117
Adipositas 124 f.
Aggressivität 129 f.
Akne 27, 39, 103, 104, 125
Allergien 90 f.
Aminosäuren 53–55
Angst 128 f.
Antibabypille 12, 13, 14, 34, 48, 107, 122 f.
Antlitzdiagnose 18 f.
Appetitstörungen 91 f.
Ärger 129 f.
Arthritis 100, 101
Arthrose 94, 100, 101
Asthma 27, 92
Atemnot 92
Aufmerksamkeitsstörung 133
Augenbeschwerden 93
Axolotl 14

B

Bakterien, probiotische 57
Bänderbeschwerden 100 f.
Basedow-Krankheit 120
Bauchfett 124
Bauchspeicheldrüse 82
Beifuss 64 f.
Beinwell 64
Bettnässen 130
Bindegewebsschwäche 93 f.
Bisphenol A 16
Bitterstoffe 56
Blähungen 110
Blasenentzündungen 94 f.
Blasenschwäche 94 f.
Blasentang 67
Blutdruck, niedriger 105
Bluthochdruck 105
Bockshornklee 69
Brennnessel 61, 69
Brustbeschwerden 95 f.
Brüste
-, harte 95 f.
-, schmerzende 95 f.
-, spannende 95 f.
-, zu große 95 f.
-, zu kleine 95 f.
-, Zysten 95 f.
Brustkrebs 48, 64
Burn-out 35, 130 f.
B-Vitamine 130

C

Cellulite 94
Cholesterine 23 f.
Colitis ulcerosa 30, 107, 110
Cortisol 24–26, 28, 59 f.
Cortison 26, 49
Cranberrys 54, 57

D

Darm 57
Demenz 32, 133 f.
Depressionen 25, 127, 132
Depressive Verstimmungen 132
DHEA 26 f.
Diabetes 16, 32, 96, 97 f., 127
Dinkel 132
Diosgenin 13, 37, 55, 66
Dupuytren-Krankheit 100
Durchblutungsstörungen 105
Durchfall 110

E

Eierstockbeschwerden 98–100
Eierstöcke 83
Eierstockzysten 98 f., 122
Eigenurin 38
Eileiterschwangerschaft 122
Eisprung, fehlender 122
Endokrine Drüsen 82
Endokrines System 10, 12
Endometriose 98 f.
Entwicklungsstörungen 125
Erd-Burzeldorn 69 f.
Erschöpfung 134 f.
Estradiol 27–29, 48, 61–63
Estradiolmangel 122
Estriol 29–31, 49, 64

F

Fehlgeburt 122, 123
Fettleibigkeit 124 f.
Fibromyalgie 100
Folsäure 54
Frauenmantel 65
Fremd-Hormone 17

G

Gangstörungen 116
Gastritis 30
Gebärmutter 83
Gebärmutterbeschwerden 98–100
Gebärmuttersenkung 98 f.
Gelenkbeschwerden 100 f.
Ginkgo 60
Ginseng 59, 70
Granatapfel 70 f.
Guaranaextrakt 55

H

Haarausfall 10, 38, 39, 101–103
-, diffuser 38, 101 f.
-, kreisrunder 101 f.
Haare
-, fettige 102
-, schuppige 102
-, trockene 102
-, unerwünschtes Wachstum 102
Haarprobleme 101–103
Hämorrhoiden 94

Hautausschläge 103
Hautbeschwerden 103–105
»Heiße Schere« 103
Heißhunger 91
Herz-Kreislauf-Beschwerden 105–107
Herzrasen 105
HLB-Bradford-Bluttest 19 f.
Hoden 84
Hopfen 61
Hormondrüsen 11, 74–85
Hormone 10, 22–41
-, bioidentische 13, 47–52
-, Einnahme 35
-, körpereigene 12
-, pflanzliche 13
-, synthetische 12
Hormonelle Störungen 14 f.
Hormonmangel 47–49
Hormonregulierung, natürliche 20
Hormonstörungen bei Kindern 56
Hormonüberschuss 49 f.
Hyperaktivität 133
Hypophyse 76 f.
Hypothalamus 76 f.
Hypoxis rooperi 71

I/J

Infekt, grippaler 27
Ingwer 60, 71
Insulin 15, 82, 97
Insulinresistenz 124
Isländisch Moos 68
Juckbohne 59

K

Kaffee 123, 125
Kamille 68
Kinderwunsch 34, 121–124
Kleinwüchsigkeit 126
Knoblauch 72, 89
Knochenbeschwerden 107–109
Knochenwachstum, gestörtes 126
Knotentang 67
Kognitive Störungen 133 f.
Konzentrationsstörungen 133 f.
Koordinationsstörungen 116
Kopfschmerzen 114
Koronare Herzkrankheit 25
Körperbehaarung, vermehrte 102
Krampfadern 94
Kropf 120
Kryptopyrrolurie 15, 109 f., 133
Kürbis 72

L

Lebensmittel, hormonwirksame 53
Leber 56
Leberwickel 56
Lein 64
Leistenbruch 94
Leistungssport 15 f., 50, 95, 100
Libido-Störungen 120, 137
Lymphfluss fördern 57

M

Maca 73
Macawurzel 55, 137
Magen-Darm-Beschwerden 110 f.
Magen-Darm-Erkrankungen 30
Magenschleimhautentzündung 110
Massageroller 75
Massularia 72
Medizinalrhabarber 62
Melatonin 28,. 31 f., 33
Menstruationsbeschwerden 98 f., 126
Menstruationsstörungen 38
Meridiane 19
Migräne 114 f.
Mönchspfeffer 65 f.
Morbus Crohn 30, 110
Morbus Hashimoto 27, 120, 121
Morbus Menière 117
Müdigkeit 37, 134 f.
Multiple Sklerose 107
Muskelbeschwerden 100 f.
Muskelverspannungen 100
Myom 98 f.

N

Nackenschmerzen 100
Nagelprobleme 101–103
Nahrungsergänzungsmittel 51, 52
Nahrungsmittelunverträglichkeiten 90 f.
Nasennebenhöhlenentzündung 115
Nebennieren 78 f., 112 f., 131, 133
Nebenschilddrüsen 80 f.
Neurodermitits 103, 104
Neuromuskuläre Störungen 116 f.
Nierenfunktion anregen 57

O

Oberon-Untersuchung 19
Ohrenbeschwerden 117 f.
Ohrgeräusche 117
Organsenkungen 94
Osteomalazie 107
Osteoporose 107 f., 127
Östrogendominanz 13, 16, 50, 98

P
Panickattacken 128 f.
Parathormon 80
Pfefferkraut 72
Phytohormone 13
Polyzystisches Ovarialsyndrom 98 f.
Potenzholz 73
Potenzstörungen 137
Prämenstruelles Syndrom 98 f.
Pregnenolon 32 f.
Progesteron 12, 34–37, 49, 64–67
-, Vorstufe von 13
Progesteronmangel 36 f., 96
Prostata 85
Prostatakrebs 34
Prostatavergrößerung, gutartige 61, 118 f.
Pubertät 14
Puls, veränderter 105

R
Reflexe, verminderte 116
Reflexzonentherapie 74–85
Reizdarm 30, 110
Reizmagen 110
Restless-Legs-Syndrom 116
Rhabarber 62
Rheuma 27, 31, 66, 100
Rosenwurz 21, 54
Rotklee 13, 62
Rückenschmerzen 100

S
Sägepalme 72
Salz-Sitzbad 57
Sarsaparille 66, 73
Schafgarbe 66
Schafgarbentinktur 67
Scheide, trockene 98 f.
Scheidenausfluss 98 f.
Schilddrüse 12, 16, 67 f., 80 f.
Schilddrüsenentzündung 120, 121
Schilddrüsenhormone 37–40
Schilddrüsenprobleme 119–121
Schilddrüsenüberfunktion 39, 119, 120
Schilddrüsenunterfunktion 38, 120, 121
Schlaf, erholsamer 28
Schlaf-Apnoe 136
Schlafbeere 59
Schlafstörungen 32, 127, 136 f.
Schmerzempfinden, reduziertes 116
Schmerzempfindlichkeit 116
Schuppenflechte 103, 104
Schüßler-Salze 52 f.
Schwangerschaftskomplikationen 121–124
Schwarzer Pfeffer 73
Schwarzwurzel 68
Sehnenbeschwerden 100 f.
Sehstörungen 92, 93
Selen 123
Senk-Spreiz-Fuß 94
Sexuelle Probleme 137
Sibirischer Ginseng 60
Sibirischer Rhabarber 62, 127
Soja 62
Sojabohnen 13
Speicheltest 17 f.
Spermienqualität, verminderte 122
Stress 15, 27, 33, 79, 98, 110, 124, 130 f.
Süßholz 59, 63, 68

T
Testosteron 40 f., 69–73, 106
Thrombosen 35
Tinnitus 117
Traubensilberkerze 63
Trinkflasche ohne Weichmacher 17

U
Überbein 100 f.
Übergewicht 100, 124 f., 127
Ulme 60

V
Vaginalbeschwerden 98–100
Verstopfung 110
Vitalstoffe, hormonwirksame 53–55
Vitamin B 54
Vitamin C 54, 107, 122
Vitamin D 41
Vitamin E 122
Vitamine 53
Vitiligo 103 f.
Vogelmiere 68
Völlegefühl 110

W
Wachstumsprobleme 125–127
Wechseljahre 14, 108
Wechseljahresbeschwerden 63, 66, 127
Weichmacher 13, 16
Weißfleckenkrankheit 103 f.
Wochenbettdepression 122, 123
Wolfstrapp 67, 68

X/Y/Z
Xeno-Hormone 13, 17
Yamswurzel 13, 37, 55, 66, 127, 131
Yohimbe 73
Zimtextrakt 97
Zink 54

IMPRESSUM

GU ist eine eingetragene Marke der GRÄFE UND UNZER VERLAG GmbH, www.gu.de

ISBN 978-3-8338-6914-3
7. Auflage 2025

Projektleitung: Barbara Fellenberg
Lektorat: Irmela Sommer (Neuausgabe), Angelika Lang (Erstausgabe)
Bildredaktion: Simone Hoffmann
Covergestaltung und Layout: independent Medien-Design, Horst Moser, München
Herstellung: Anna Bäumner
Satz: griesbeckdesign, München
Reproduktion: Repro Ludwig, Zell am See
Druck und Bindung: Firmengruppe APPL, aprinta druck, Wemding

Bildnachweis

360°: S. 42; A1 Pix: S. 74; Jochen Arndt: Cover; F1Online: S. 111; Fotolia: S. 16, 36, 64, Innenklappe vorne (Käse); Getty Images: S. 6, 8, 19, 25, 98, 137; imago: S. 70, 108; iStock: S. 14, 32, 34, 46, 50, 54, 58, 65, 67, 71, 88, 91, 119, 125, 126, 128, Innenklappe hinten, Innenklappe vorne (Marzipan, Öl), U3, U4 rechts; Jump Foto: S. 116; Kramp + Gölling: S. 60, 68, 73; mauritius images: S. 2, 21, 63; Plainpicture: S. 135, U4 links; Science Photo Library: S. 22, 27, 29, 94; Shutterstock: S. 30, 44, 55, 101, 131; Stockfood: S. 104; Stocksy: S. 86
Illustrationen: Miriam Migliazzi & Mart Klein/dainz.net: S. 11, 77-85, 112
Syndication: www.imageprofessionals.com

Wichtiger Hinweis

Die Gedanken, Methoden und Anregungen in diesem Buch stellen die Meinung bzw. Erfahrung des Verfassers dar. Sie wurden vom Autor nach bestem Wissen erstellt und mit größtmöglicher Sorgfalt geprüft. Sie bieten jedoch keinen Ersatz für persönlichen kompetenten medizinischen Rat. Jede Leserin, jeder Leser ist für das eigene Tun und Lassen auch weiterhin selbst verantwortlich. Weder Autor noch Verlag können für eventuelle Nachteile oder Schäden, die aus den im Buch gegebenen praktischen Hinweisen resultieren, eine Haftung übernehmen.

QUALITÄTS G|U GARANTIE

LIEBE LESERINNEN UND LESER,

wir wollen Ihnen mit diesem Buch Informationen und Anregungen geben, um Ihnen das Leben zu erleichtern oder Sie zu inspirieren, Neues auszuprobieren. Wir achten bei der Erstellung unserer Bücher auf Aktualität und stellen höchste Ansprüche an Inhalt und Gestaltung. Alle Anleitungen und Rezepte werden von unseren Autoren, jeweils Experten auf ihren Gebieten, gewissenhaft erstellt und von unseren Redakteur*innen mit größter Sorgfalt ausgewählt und geprüft.

Haben wir Ihre Erwartungen erfüllt? Sind Sie mit diesem Buch und seinen Inhalten zufrieden? Wir freuen uns auf Ihre Rückmeldung. Und wir freuen uns, wenn Sie diesen Titel weiterempfehlen, in Ihrem Freundeskreis oder bei Ihrem Online-Kauf.

Sollten wir Ihre Erwartungen so gar nicht erfüllt haben, tauschen wir Ihnen Ihr Buch jederzeit gegen ein gleichwertiges zum gleichen oder ähnlichen Thema um.

KONTAKT ZUM LESERSERVICE

GRÄFE UND UNZER VERLAG
Grillparzerstraße 12
81675 München
www.gu.de